共情视角下融合多模态数据的
自闭症谱系障碍儿童识别

廖梦怡 著

吉林大学出版社

·长春·

图书在版编目（CIP）数据

共情视角下融合多模态数据的自闭症谱系障碍儿童识别 / 廖梦怡著.—长春：吉林大学出版社，2021.7
ISBN 978-7-5692-8498-0

Ⅰ．①共… Ⅱ．①廖… Ⅲ．①数据融合—应用—孤独症—儿童—识别—研究 Ⅳ．① R749.99-39

中国版本图书馆 CIP 数据核字（2021）第 131411 号

书　　名：共情视角下融合多模态数据的自闭症谱系障碍儿童识别
GONGQING SHIJIAO XIA RONGHE DUOMOTAI SHUJU DE ZIBIZHENG
PUXI ZHANG'AI ERTONG SHIBIE

作　　者：廖梦怡　著
策划编辑：邵宇彤
责任编辑：单海霞
责任校对：张文涛
装帧设计：优盛文化
出版发行：吉林大学出版社
社　　址：长春市人民大街 4059 号
邮政编码：130021
发行电话：0431-89580028/29/21
网　　址：http://www.jlup.com.cn
电子邮箱：jdcbs@jlu.edu.cn
印　　刷：定州启航印刷有限公司
成品尺寸：170mm×240mm　　16 开
印　　张：10.5
字　　数：158 千字
版　　次：2021 年 7 月第 1 版
印　　次：2021 年 7 月第 1 次
书　　号：ISBN 978-7-5692-8498-0
定　　价：56.00 元

前　言

　　自闭症谱系障碍（autism spectrum disorder, ASD）是一种发病于儿童早期的广泛性神经发育障碍，其特征为社交障碍、语言和非语言交流障碍、兴趣狭隘、重复和刻板行为。因其生活难以自理、社会适应不良，无有效药物治愈并极易发展为终身残障，只能依靠长期教育干预训练辅助矫治，给家庭和社会带来巨大的经济及精神负担。目前，自闭症的病因尚不清楚，在医学领域也没有可以治愈的特效药。临床对照研究表明，早期发现和及时干预可以显著改善预后，能够很大程度上改善自闭症儿童的语言能力、认知能力以及行为习惯。因此，自闭症的早期识别工作意义重大，越来越多的研究人员开始探索自闭症早期识别方法。

　　婴幼儿的社会交往能力、游戏技能、语言和认知能力在早期自闭症识别中具有良好的区分度，在此基础上，结合婴幼儿在不同年龄段的生长发育规律以及专科医生的临床诊断标准，研究者开发出了多种自闭症早期识别工具，这些工具大多通过标准问卷由家长或其他看护人员完成，搜集儿童的日常行为习惯和认知能力，或通过人工观察，由专家在严格控制的临床环境下使用。但这些工具在应用过程中存在一些问题，主要体现在以下几方面：①儿童评估过程需要专业的评估人员参与，而有经验的评估人员相对匮乏；②评估过程耗时费力、效率低；③评估过程容易受各种主客观因素影响，评估结果的客观性有待提升。

　　随着移动互联网、智能传感器、云计算等信息技术的发展，人工智能技术越来越多地应用于医学和教育领域。目前，自闭症的诊断和治疗领域每天都产生大量的数据，基础数据的积累量已达到一定规模，海量的历史数据可成为自闭症识别的判断依据，人工智能技术有望提供一种精准、快速、智能化的自闭症识别方法。另外，大量研究表明自闭症儿童存在共情能力缺陷，共情条件下的多模态数据能够提供更多的自闭症儿童特征性信息，有利于提升自闭症儿童的识别精度。因此，本书研究了共情视角下融合多模态数据的自闭症儿童识别方法，该研究主要探索以下问题：①自闭症儿童的共情能力缺陷主要存在于共情过程中的哪一个阶段？哪些数据可以有效表征这些缺陷？②如何通过人工智能技术提取各种数据的有效特征，探索各模态数据之间是否存在有利于提升识别精度的互补性信息？③针对多模态的多源异步数据，如何充分利用数据之间的互补性信息进行数据融合，提升自闭症儿童的识别精度？

本研究从自闭症儿童存在共情能力缺陷出发，通过共情能力缺陷在生理数据、行为数据和认知数据方面的量化研究，进而提出假设——自闭症儿童共情条件下的行为数据、认知数据可以用于自闭症早期识别，然后应用假设——提出基于单模态数据（行为数据或认知数据）的自闭症儿童早期识别方法，提出融合多模态数据的自闭症儿童识别方法，最后验证假设——将本书提出的智能化自闭症识别方法与传统方法识别结果进行一致性检验。具体的研究内容包括：①共情条件下自闭症儿童生理、行为、认知数据特异性研究；②基于单模态数据的自闭症儿童识别方法；③基于多源异步多模态数据的自闭症儿童识别方法；④智能化的自闭症识别方法与传统方法识别结果的一致性检验。

本书的主要贡献如下。

第一，本书研究和分析了共情条件下自闭症儿童和典型发展儿童的生理数据、行为数据和认知数据，发现自闭症儿童的共情能力缺陷主要体现为较差的认知共情能力和较差的面部表情模仿能力；自闭症儿童的共情过程存在正常的自下而上的情绪分享过程和异常的自上而下的认知调节过程。因此，我们提出共情条件下的行为数据、认知数据可应用于自闭症儿童早期识别。

第二，本书将儿童眼动数据、面部表情数据、认知数据分别应用于自闭症的早期识别，并探索每种数据对自闭症儿童和典型发展儿童的识别能力，发现眼动数据、面部表情数据以及认知数据都是识别自闭症儿童的有效指标，这些数据之间存在互补性信息，融合这些互补性信息有利于提升识别精度。

第三，本书提出基于互信息的加权随机森林算法对儿童数据进行分类，使用互信息评估每棵决策树的分类能力，为每棵决策树分配预测权重，根据每棵决策树预测权重进行加权投票，有效提高了随机森林的预测精度，有利于提升自闭症儿童的识别精度。

第四，本书提出基于多源异步多模态数据的自闭症儿童识别方法，将具有时间同步性的不同源数据进行特征融合，对多个特征融合结果赋予决策融合权重，然后进行决策融合。该方法既充分利用了不同数据之间的互补性信息，又保证了数据决策的灵活性和客观性。

目　录

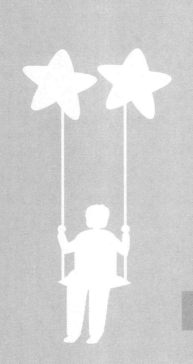

第 1 章 绪论

1.1 研究背景和意义

自闭症谱系障碍是一种广泛性的神经发育障碍，通常起病于婴幼儿时期，其特征是社交障碍、言语和非言语交流障碍、兴趣狭窄、重复和刻板行为。自闭症谱系障碍包括自闭症、阿斯伯格综合征（Asperger syndrome，AS）、非典型自闭症和其他未指定的广泛性发育障碍[1]。研究表明，自闭症在起源上有很强的遗传因素[2]和神经学因素[3]，但迄今为止，没有明确的生物学、神经学或遗传学标记可以识别自闭症，也没有治疗自闭症的特效药。自闭症患者大多存在社会适应不良或终生障碍，生活不能自理，成为社会和家庭的巨大经济和精神负担。2015 年 4 月 2 日，《中国自闭症教育康复行业发展状况报告》指出，自 20 世纪以来自闭症在中国经历了由罕见病到流行病的转变，目前中国自闭症患病率和世界其他国家相似，自闭症患者已超 1 000 万，0 到 14 岁的儿童患病者有 200 余万。2020 年 3 月26 日，美国疾病预防控制中心发布了自闭症谱系障碍发病率报告，该报告提供了 2016 年生活在美国 11 个自闭症发育障碍监测点中的 8 岁以内儿童患病率的最新数据：每 54 名美国儿童中就有 1 名自闭症儿童，而 2014 年的数据为每 59 名美国儿童中有 1 名自闭症儿童，短短两年间，该数据上升了近 10%。同时，在其他国家和地区，自闭症的患病率在过去的十年也出现了显著的增长，欧洲自闭症患病率为 1∶147，韩国自闭症患病率为1∶38，就全球患病率而言，每 160 名儿童中就有 1 名被确诊为自闭症谱系障碍[4]。世界卫生组织指出，自闭症已成为世界性的医疗难题，严重影响患者健康和生活质量。

1.1.1 研究背景

随着自闭症领域相关研究的推进，研究人员对自闭症的病因和影响因素有了新的认识，认为自闭症患者在认知、行为和神经发育方面存在特异性，自闭症儿童大脑非典型的神经发育是由遗传、生物和环境条件共同作用的结果，通过儿童与环境之间的非典型互动，大脑对不良的环境因素产生适应性，导致自闭症儿童的特异性行为症状更加固化，进而加深了病情的严重程度[5]。因此，自闭症患者的神经损伤有可能是阶段性的，在关键的发育阶段结束后很难发现，而大脑早期发育过程中对不良环境的适应性是产生异常行为症状的直接原因，神经病理学因素产生的影响不明显[6]。大脑在生命初期发育迅速，早期发现、早期干预和早期治疗，尽早排除大脑对不良环境产生适应的可能性，可以显著改善预后。有临床对照研究表明，儿童神经的可塑性随着年龄增长而退化，在行为问题尚不突出的发病初期对儿童进行干预治疗，能够很大程度上改善自闭症儿童的语言能力、认知能力以及行为习惯[7]。因此，自闭症的早期识别工作意义重大，越来越多的研究人员、医务工作者、特殊教育康复机构开始进入自闭症早期识别技术的研究。

婴幼儿的社会交往能力、游戏技能、语言和认知能力在早期自闭症识别中具有良好的区分度，在此基础上，结合婴幼儿在不同年龄段的生长发育规律以及专科医生的临床诊断标准，研究者开发出了多种自闭症早期识别工具[8]。根据识别对象的不同，通常将识别工具分为一级识别工具和二级识别工具，如图 1.1 所示，一级识别面向所有参与识别的适龄儿童，主要在社区进行；二级识别对高风险儿童进行重点识别，主要在二级或者三级医院儿童保健科进行；二级识别鉴定为阳性，或者任何通过识别，但被非专科医生、教师或家长怀疑为自闭症的孩子，被送入三级医院专科医生处进行进一步评估，评估为异常的建立专科病史，列为随访干预对象[9]。一级识别工具有婴幼儿自闭症识别量表（the checklist for autism in toddlers，CHAT）[10]、改良版婴幼儿自闭症识别量表（the modified checklist for autism in toddles，M-CHAT）[11]、量化的婴幼儿自闭症识别量表（quantitative checklist for autism in toddlers，Q-CHAT）[12]、广泛性发育障碍识别量表第二版（pervasive developmental disorders screening test-Ⅱ，PDDST-Ⅱ）[13]、自闭症行为评定量表（autism behavior checklist, ABC 量表）[14] 等。二级识别工具有婴幼儿量表（infant-toddler checklist，ITC）[15]、婴幼儿自闭症快速互动识别测试（rapid interactive screening test for autism in toddlers，RISTAT）[16]、2 岁儿童自闭症识别量表（screening tool for autism in two years old，STAT）[17] 等。

　　上述自闭症识别工具都是基于标准问卷的形式，通过向家长或其他看护人员提出问题来搜集儿童的日常行为习惯和认知能力信息，或通过人工观察，由专家在严格控制的临床环境下使用，通常需要数小时才能完成。因此，这些工具的识别结果是主观的、耗时的，且难以应用。同时，自闭症患者的识别主要是通过其特异性行为，而在 3 岁之前很难通过人工观察发现某些特异性行为。因此，上述自闭症早期识别量表应用于 3 岁之前的孩子存在一定误差，导致自闭症的诊断时间通常后延，即便在医疗技术较发达的国家，也存在类似情况，美国约 27% 的病例延迟到 8 岁才能够得到诊断[18]，英国自闭症患者的平均诊断年龄为 11 岁。同时，自闭症的识别工作给社会带来了巨大的经济负担，例如，英国在此项目上的花费大约为 280 亿英镑[19]。

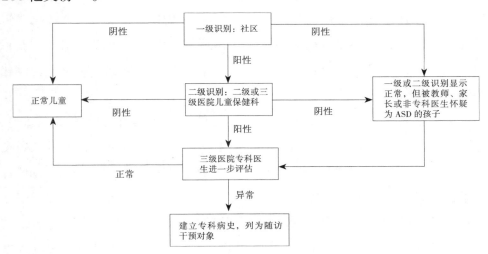

图 1.1　自闭症三级识别体系

　　我国关于自闭症谱系障碍的识别、评估和诊断技术起步较晚，因此，大部分早期识别工具都来自国外，没有中文修订版本，小部分修订版本仅止步于科研阶段，并未应用于临床阶段[20]。2010年，我国卫生部印发了《儿童孤独症（自闭症）诊疗康复指南》，推荐国内使用自闭症行为量表和克氏自闭症行为量表（clancy autism behavior scale，CABS）作为自闭症识别工具。根据《中国儿童发展纲要（2011—2020）》和《中国残疾人事业"十二五"发展纲要》，自闭症早期识别有望纳入儿童常规保健，而我国人口基数大，适龄儿童数量多，专科人员有限，一线医护人员专业培训不足，传统的识别工具越来越难以满足应用需求，急需更加精准、快速、智能化的识别方法。

1.1.2　研究意义

随着移动互联网、智能传感器、云计算等信息通信技术和信息感知模式的发展，智能化数据分析技术越来越多地应用于医学、教育等领域。例如，在医学领域，综合分析患者的特征数据和疗效数据，对于找到针对特定患者的最佳治疗方法、提高治疗效率、降低患者的医疗成本和身体损害等方面将带来很大的好处[21]。目前，自闭症的诊断和治疗领域每天都产生大量的数据，基础数据的积累量已达到一定规模，将数据压力转化为数据优势，使海量的历史数据成为医生在诊疗过程中随时可以使用的判断依据，可有效提高自闭症患儿诊疗效率，有望成为一种精准、快速、智能化的辅助识别方法。

机器学习是人工智能的核心技术，是使计算机具有智能的根本途径。它融合了概率论、统计学、逼近论、人工智能等多科学知识，可以从数据集中获得精确的预测模型[22]。机器学习方法，如神经网络、支持向量机、决策树和基于规则的分类器等，是自动化工具，通常在数据处理过程中较少需要人工参与。目前已经出现了很多嵌入机器学习方法的软件包，例如：R、Scikitlearn、MATLAB工具箱和Python等。一个病例的诊断过程是根据输入病例的特征预测出正确的类别（自闭症/非自闭症）或最佳的临床评估，因此这个过程可以被看作机器学习中的一个预测任务[23]。换句话说，自闭症识别过程是一个典型的分类问题，可以尝试使用机器学习来建立一个自动化的模型（分类器）来预测某病例是否是自闭症。这个分类器通常是用一个输入数据集，包括正例（自闭症）和负例（非自闭症），衡量它在预测诊断类型方面的有效性。近年来，机器学习已初步应用于自闭症的研究，应用领域包含以下几方面[24]：①改进与开发新的机器学习方法用于自闭症和非自闭症的分类；②最小化传统评估工具中行为特征的数量，减少自闭症诊断时间；③提升分类准确性、特异性和敏感性；④区分自闭症病例与注意缺陷多动障碍（attention deficit and hyperactivity disorder，ADHD）病例。但目前的研究多使用单模态数据或低层融合的多模态数据，识别算法的可解释性和识别精度有待进一步提升。

1.2　研究内容

大量研究表明自闭症儿童存在共情能力缺陷[25]，共情条件下的多模态数据能提供更多的自闭症儿童特征性信息，有利于提升自闭症儿童的识别精度。因此，本书针对共情条件下融合多模态数据的自闭症儿童识别技术展开研究，拟解决以下问题。

第一，自闭症儿童的共情能力缺陷主要存在于共情过程中的哪一个阶段？哪些数据可以表征这些缺陷？

第二，如何通过人工智能技术提取各种数据的有效特征，探索各模态数据之间是否存在有利于提升识别精度的互补性信息？

第三，针对多模态的多源异步数据，如何充分利用其互补性信息进行数据融合，提升自闭症儿童的识别精度？

根据本书的研究目的和拟解决的问题，提炼出两个研究层次和四个研究内容，如图 1.2 所示。本书有两个研究层次：自闭症儿童共情能力缺陷研究和智能化的自闭症儿童识别研究。两个研究层次共涵盖了四方面的研究内容："①共情条件下的自闭症儿童生理、行为、认知特异性研究；②基于单模态数据的自闭症儿童识别方法；③基于多源异步多模态数据的自闭症儿童识别方法；④智能化自闭症识别方法与传统方法识别结果的一致性检验"。前3个研究内容有针对性地解决了3个待解决问题，第4个研究内容对本书所提方法进行有效性验证，这4方面的内容从问题入手，层层递进，提出并实现了新的自闭症儿童识别方法，并最终验证所提方法的有效性。

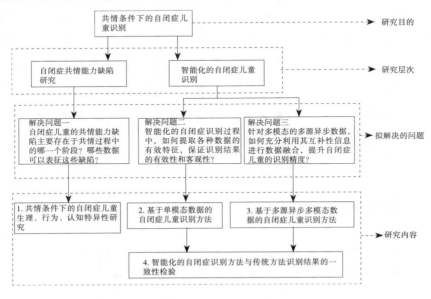

图 1.2　本书的研究目的、研究层次和研究内容

本书主要研究内容如下。

（1）共情条件下的自闭症儿童生理、行为、认知特异性研究。社交障碍是自闭症个体的典型特征，研究者认为自闭症个体共情能力存在缺陷，共情缺陷是自闭症个体社交障碍的主要诱因之一[25]。自闭症个体存在共情缺陷，难以识别和理解他人的情绪状态，无法推测他人的行为和意图，导致他们存在社会交往障碍，因此，本书对自闭症儿童共情过程中生理、行为、认知等各方面的表现进行量化研究。研究选取了38名5～7岁的自闭症和典型发展儿童，通过皮肤电生理信号、面部表情数据和认知绩效数据等多模态数据的分析，探讨自闭症儿童共情过程中各阶段的数据特点，分析自闭症儿童共情缺陷的具体表现。

（2）基于单模态数据的自闭症儿童识别方法。传统的自闭症儿童识别工具费时费力，效率低，难以满足日益增多的早期识别需求，急需智能化的识别方法提高效率。近年来，多个领域的研究人员都在尝试将机器学习技术应用于自闭症谱系障碍的研究，希望能够实现自闭症儿童早期识别，提升识别精度。机器学习技术，如支持向量机、决策树、逻辑回归等，已被应用于与自闭症相关的数据集，以构建预测模型。然而，关于自闭症识别和治疗中使用机器学习的研究受到了概念、方法和数据等问题的影响，如数据的类型、特征选择的方法、识别结果的评估方法、数据不平衡等问题。特别地，基于机器学习的自闭症识别较少有新技术提出，大多数研究都是使用机器学习中的现有技术进行自闭症识别。本书提出基于单模态数据的自闭症儿童识别方法，分别使用眼动数据、面部表情数据、认知水平数据和认知反应时数据进行自闭症儿童识别，探究每一种数据模态的特征提取方法及识别能力，分析各种数据模态之间的信息互补特性。

（3）基于多源异步多模态数据的自闭症儿童识别方法。由于不同数据模态有不同的识别能力，并且各数据模态之间存在信息互补特性，为提高识别效率和准确率，本书提出了一个融合儿童眼动数据、面部表情数据、认知水平数据和认知反应时数据的多模态框架。该方法利用优化的随机森林（random forest，RF）算法提高分类精度，并采用基于多源异步多模态数据的自闭症儿童识别方法，保证分类结果的可靠性。混合融合方法既充分利用了不同数据之间的互补性信息，又保证了数据决策的灵活性和客观性。

（4）智能化自闭症识别方法与传统方法识别结果的一致性检验。本研究将基于单模态数据的自闭症儿童识别方法，以及基于多源异步多模态数据的自闭症儿童识别方法作为待评估方法，将《自闭症行为评定量表（ABC量表）》作为标准方法，以同一组被试分别在各种待评估方法和标准方法上的识别结果做一致性检验，分析各种识别方法的识别效能，找出高效能识别方法。

1.3　研究思路和研究目标

　　由于自闭症患病率急剧增加，传统的识别工具难以满足日益增加的自闭症儿童早期识别需求，智能化的自闭症儿童识别方法受到越来越多研究者的关注。本研究从问题——自闭症儿童存在共情能力缺陷出发，通过共情能力缺陷在生理数据、行为数据和认知数据方面的量化研究，并在相关理论基础（心理理论薄弱说、弱中央统合说、执行功能障碍说、注意分离缺陷说、情绪唤醒模型、碎镜理论）的指导下，提出假设——自闭症儿童共情条件下的行为数据、认知数据可以用于自闭症早期识别，然后应用假设——提出基于单模态数据（行为数据或认知数据）的自闭症儿童早期识别方法，并提出融合多模态数据的自闭症识别方法，最后验证假设——将本书提出的智能化的自闭症识别方法与传统方法识别结果进行一致性检验。本书的研究思路和研究目标如图1.3所示。

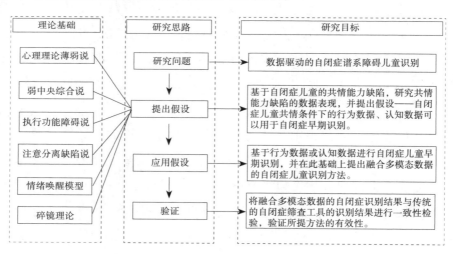

图 1.3　本书的研究思路和研究目标

　　本书的研究目标具体如下。

　　（1）研究自闭症儿童共情条件下生理、行为和认知数据的特异性，提出行为数据和认知数据可应用于自闭症儿童的早期识别。

（2）提出基于单模态数据（行为数据或认知数据）的自闭症儿童识别方法，研究这些数据进行自闭症儿童识别的有效性，及数据之间信息的互补性。

（3）提出基于多源异步多模态数据的自闭症儿童识别方法，通过融合多模态数据，提升自闭症儿童识别的准确性。

（4）将智能化自闭症识别方法与传统方法的识别结果进行一致性检验，验证本书所提方法的有效性。

1.4 本书的创新点

为实现自闭症儿童的智能化识别，本书开展了共情视角下融合多模态数据的自闭症谱系障碍儿童的识别研究。本书主要的创新点如下。

（1）本书研究和分析了共情条件下自闭症儿童和典型发展（typical developing，TD）儿童的生理数据、行为数据和认知数据，发现自闭症儿童的共情能力缺陷主要体现为较差的认知共情能力和较差的面部表情模仿能力；自闭症儿童的共情过程存在正常的自下而上的情绪分享过程和异常的自上而下的认知调节过程。本书提出行为数据和认知数据可应用于自闭症儿童的早期识别。

（2）本书提出将儿童眼动数据、面部表情数据、认知水平数据应用于自闭症儿童的智能识别，并探索每种数据对自闭症儿童和典型发展儿童的识别能力，发现眼动数据、面部表情数据及认知水平数据是识别自闭症儿童的有效指标，这些数据之间存在互补性信息，融合这些互补性信息有利于提升识别精度。

（3）本书提出基于互信息的加权随机森林算法对儿童数据进行分类，对于不同的决策树，使用互信息评估决策树的分类能力，为每棵决策树分配预测权重，根据每棵决策树预测权重进行加权投票，有利于提升自闭症儿童的识别精度。

（4）本书提出使用基于多源异步多模态数据的自闭症儿童识别方法，将混合融合过程分为两个层次。第一层对不同源的同步数据进行特征融合，融合得到行为特征向量和认知特征向量，分别使用行为特征向量和认知特征向量进行决策；第二层对行为数据和认知数据的决策结果赋予决策权重，然后进行决策融合。混合融合方法既充分利用了不同数据之间的互补性信息，又保证了数据决策的灵活性和客观性。

1.5　书稿的结构安排

第一章，绪论。主要介绍本书的研究背景和意义，并介绍本书的研究目标、研究内容和主要创新点，最后介绍书稿的结构安排。

第二章，自闭症儿童识别相关研究综述。首先介绍了自闭症儿童共情能力的特点及研究现状，然后介绍传统的自闭症儿童识别工具及智能化自闭症儿童识别工具的研究现状，并分析了各种方法的优缺点。

第三章，自闭症儿童共情条件下生理、行为和认知特异性研究。共情缺陷是自闭症儿童的显著特征，为了了解共情条件下自闭症儿童和典型发展儿童在生理、行为和认知方面的差异，本章对自闭症儿童和典型发展儿童共情过程中生理、行为、认知等各方面的表现进行量化研究。通过多模态数据的分析，探讨自闭症儿童共情过程中各阶段的特点，分析自闭症儿童共情缺陷的具体表现，提出共情条件下自闭症儿童的行为数据和认知数据表现异常，可应用于自闭症儿童的早期识别。

第四章，基于单模态数据（行为数据或认知数据）的自闭症儿童识别方法。在这一章中，详细介绍了自闭症儿童识别过程中用到的行为数据和认知数据的数据模态类型，以及各模态数据的采集方法和特征提取方法，并通过实验分析各模态对自闭症儿童和典型发展儿童不同的识别能力，以及各模态数据之间的信息互补特性。

第五章，基于多源异步多模态数据的自闭症儿童识别方法。本章首先介绍了传统的多模态数据融合方法，然后提出基于互信息的加权随机森林算法和基于多源异步多模态数据的自闭症儿童识别方法，最后通过实验分析所提出方法的识别性能。

第六章，智能化自闭症识别方法与传统方法识别结果的一致性检验。本章将本书提出的智能化的自闭症儿童识别方法作为待评估方法，将《自闭症行为评定量表（ABC 量表）》作为标准方法，以同一组被试分别在各种待评估方法和标准方法上的识别结果做一致性检验，分析各种识别方法的识别效能，找出高效能识别方法，验证本书所提基于多源异步多模态数据的自闭症儿童识别方法是一种可靠的、有效的自闭症儿童识别方法。

第七章，总结与展望。对全书进行总结，分析本书所提方法目前尚存在的问题，并展望了未来的研究方向。

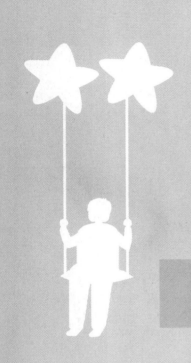

第 2 章　自闭症儿童识别
相关研究综述

　　根据研究目的，本书在内容上可以分为两个层次：一是 ASD 儿童共情能力缺陷研究，另一个是智能化的 ASD 儿童识别研究。基于这两个研究层次，本章首先对 ASD 儿童的共情能力研究现状进行综述，重点介绍生理、行为和认知数据评估 ASD 儿童共情能力的应用现状；接下来，对传统的 ASD 儿童识别方法进行综述，分为传统的临床识别方法和非临床识别方法，分析各自存在的问题和挑战；最后，本章对智能化 ASD 儿童识别研究现状进行综述，分别介绍基于单模态数据的识别方法和基于多模态数据的识别方法，同时分析目前存在的问题和挑战。

2.1　自闭症儿童共情能力研究综述

　　ASD 是一种广泛性神经发育障碍，核心症状表现为持久性社会交流 / 交往障碍及狭隘兴趣和重复刻板的行为模式 [26]。社交障碍是 ASD 个体的典型特征，研究者认为 ASD 个体共情能力存在缺陷，共情缺陷是 ASD 个体社交障碍的主要诱因之一 [25]。ASD 个体的共情缺陷使他们难以识别和理解他人的情绪状态，无法推测他人的行为和意图，导致社会交往障碍。对 ASD 儿童共情过程中各阶段能力进行量化研究，可以通过量化数据了解共情过程中 ASD 儿童和 TD 儿童能力的差异。

2.1.1　共情的相关概念

1. 共情的定义

　　共情是人们了解他人感受，预测他人行为，或者体验他人情绪的基础。共情表现在个人由于外界情感刺激所引发的情绪和感知，可以使我们进入他人的情感领域，让我们有机会感受他人的快乐或者痛苦，甚至帮助我们设身处地地为别人着想，体验他人的感受，进而产生利他的行为或动机。另外，共情不仅仅是一种可以向外表达的情感状态，其常常伴随着想象，例如，人们可以通过艺术作品或想象来了解他人的情绪状态，并确定他人的思想、感受或态度 [27]。总而言之，共情是指感受他人的情绪状态，在此基础上对他人的情绪状态进行识别和理解，并对他人的行为、意图做出推测的能力，是正确的社会认知和行为反应的基础，有利于亲社会行为的产生 [28]。

2. 情绪共情和认知共情

众多学者从不同的研究角度对共情过程做了大量研究，都倾向于将共情过程分为两个阶段。Gladstein 提出了认知共情和情绪共情的概念，他认为认知共情是对他人的行为、意图的理解和推测，情绪共情是感受和分享他人的情绪状态 [29]；Davis 使用因素分析法，分析出共情具有共情关注、个人悲伤、共情想象和观点采择四个维度 [30]，并将前三个维度归结为共情的情绪阶段，将最后一个维度归结为共情的认知阶段；Decety 使用认知神经科学的脑成像数据，分析出共情反应涉及认知和情感两个阶段 [31]。情绪共情使个体能够感受到他人的情绪状态，产生利他的行为动机，是人际交往的基础。情绪共情能力可通过情绪自动感知和面部表情模仿两方面进行测量 [32]。认知共情是个体在认知的基础上，能够理解他人的想法和意图，并做出合理推测的能力，有利于促使个体做出帮助和配合他人的行为 [33]。儿童正常的社会交往，需要一定的认知共情能力，测量和评估特殊儿童的认知共情能力对于制订提升特殊儿童社会交往能力的干预方案具有重要的指导意义。Das 等人构建了一个认知模型（planning, attention, simultaneous and successive，PASS）[34]，他们根据信息加工方式的不同，将认知分为继时性和同时性两种类型。杜晓新等人在 PASS 理论的基础上，从空间次序、动作预测、目标识别、图形和逻辑推理五方面提出了新的学龄前儿童认知能力评估体系，该体系既包含儿童基础认知能力的评估，又包含对他人的想法、意图的理解和推测能力评估，适用于儿童认知共情能力的测量 [35]。

情绪共情使个体能够感受到他人的情绪状态，产生利他的行为动机，认知共情使个体能够理解他人的想法和意图，并做出合理推测，提升个体对他人行为的帮助和配合能力，在正常的社会交往中，情绪共情和认知共情必须有机结合，缺一不可，正常的社交活动需要这两个过程均衡发展并相互配合，否则会产生共情缺陷，影响正常的社会生活[36]。研究表明，精神疾病患者存在明显的反社会行为和冲动，属于典型的情绪共情能力缺失[37]。自恋型人格障碍的基本特征是对自我价值感的夸大和缺乏对他人的公感性，该群体中的个体存在不同程度的情绪共情缺陷[38-39]。ASD 患者、威廉姆斯综合征患者、精神分裂人格障碍患者均存在不同程度的认知共情缺陷或者情绪共情缺陷[40]。情绪共情与认知共情的关系如图 2.1 所示。

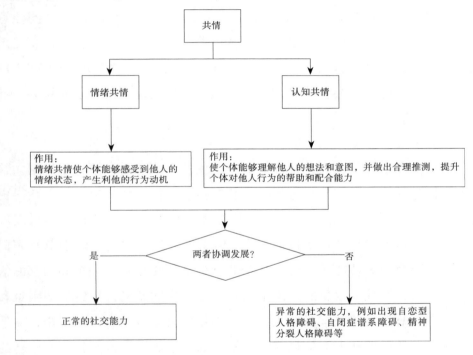

图 2.1　情绪共情与认知共情的关系

2.1.2　自闭症儿童共情能力缺陷的发生机制

研究者从各种角度出发，提出了多种解释人类共情产生及发展过程的理论模型，并在此基础上衍生出解释 ASD 儿童共情能力缺陷的理论模型，这些模型可以对 ASD 儿童共情能力缺陷进行解释。目前，从社会认知缺陷视角出发，有心理理论薄弱说、弱中央统合说、执行功能障碍说以及注意分离缺陷说；从生理唤醒视角和神经心理视角出发，有情绪唤醒模型和碎镜理论。

1. 心理理论薄弱说

心理理论是对自己或他人的心理状态（如需求、信仰、意图、感受）的认知和对他人行为的理解或推测[41]。研究表明，ASD 患者无法理解或推测他人的心理状态，无法将情感信息整合到社会交往中，从而很难与人进行社交互动，表现出社会交流障碍[42]。人们的认知过程需要两个认知模块，即视线方向探查器（eye direction detector，EDD）模块以及共同注意机制（shared attention mechanism，SAM）模块，前者负责社会性信息的感知、理解他人心理和行为，后者与共同注意有关。而 ASD 儿童的 EDD 模块薄弱，难以感知社会性信息，也难以理解或推测他人的心理和行为，导致认知共情缺陷[43]。

2. 弱中央统合说

中央统合指的是人们在日常生活中处理外界信息时，倾向于使用大脑的中央信息处理系统将信息进行整合和概括，以便抓住要点，从而获得更高层次的信息[44]。研究表明，TD 个体处理信息的方式为"整合尽可能广泛的刺激，概括尽可能广泛的背景"，信息处理过程中会忽略细节和表面信息，使用全局信息处理方式，而 ASD 个体表现出更关注细节和局部的信息处理方式，牺牲了信息的整体结构和更高层次的意义，导致认知困难和认知偏差，ASD 儿童较弱的中央统合能力使整合多方信息变得困难，使他们对无意义的局部和细节信息存在偏好，如对限制性兴趣类物体（旋转的车轮、排列成行的火车等）的持续性关注[45-46]。因此，弱中央统合说的内涵是，ASD 个体在认知过程中倾向于关注局部和细节信息，难以将局部和细节信息整合成有意义的整体。

3. 执行功能障碍说

执行功能指的是一系列高级认知控制过程，如抑制、转移、组织、计划、自我监控和工作记忆[47]，正常的执行功能保证个体组织自我和有效地对环境做出反应。ASD 个体存在执行功能障碍[48]，这与特定脑损伤（额叶）

有关，执行功能障碍使 ASD 个体缺乏某些目标导向行为，如计划、认知灵活性、抑制力等，导致 ASD 个体出现注意维持和定向困难、冲动控制困难、狭隘兴趣、刻板行为、对环境同一性的要求等问题行为。其中，注意维持和定向困难使 ASD 儿童对信息的维持时间较短，对社会性信息的注意相比 TD 个体处在较低的维持水平上 [49]。该理论能够很好地解释 ASD 儿童的某些认知能力特点，例如：与 TD 儿童相比，较多地关注非社会性信息。

4. 注意分离缺陷说

注意分离指的是个体在视觉注意的过程中，中断对原有刺激的注意，对环境中某一新的刺激产生注视行为 [50]。注意分离能力是儿童认知过程中不断认识新事物、探索新知识的必备技能，通常该能力的发展一直持续到学龄期。Keehn 等通过对注意网络的神经基础典型发展的研究，提出 ASD 个体存在注意分离缺陷，ASD 个体将视觉注意从原有视觉刺激上快速分离至新的刺激上所花费的时间远远大于 TD 儿童，这一缺陷与 ASD 的核心症状有千丝万缕的联系，比如重复刻板行为和对限制性兴趣类信息的持续性关注 [51]。研究发现，在低功能 ASD 成人 [52] 和 ASD 高风险儿童 [53] 中都发现了注意分离缺陷。ASD 高风险组（即有 ASD 兄弟姐妹的婴儿）和 ASD 低风险组婴儿在 6 个月时注意分离能力没有差异，但在 12 个月再次测试时，高风险组在注意分离方面的表现不如其 6 个月时，25% 的高风险组婴儿表现出更长的延迟来分散注意力，每一个在 6 到 12 个月期间表现出注意力分离困难的儿童在 24 个月时都被诊断为 ASD[54]。

5. 情绪唤醒模型

情绪唤醒模型认为，当个体知觉到他人的动作、表情或声音等外部信息时，大脑对应的动作或情感脑区会被激活，从而产生情绪唤醒或模仿，产生与他人相同的情绪理解、情绪共享和感染 [55]。研究发现，ASD 个体存在面部表情认知障碍、情绪理解障碍和情绪唤醒障碍 [56]。其中，自主神经系统在社会交往中对个体的心理状态和行为起着重要的调节作用，外部的情绪状态会影响个体的自主生理反应，如心跳和皮肤电活动（electrodermal activity，EDA）[57-58]。个体的生理反应可以反映出个体的情绪共情能力，EDA 与外部刺激的唤醒度和效价密切相关，较高的情感唤醒和效价对应较高的 EDA 水平[59]。Fan 等人在 ASD 人群中使用功能磁共振成像（functional magnetic resonance imaging，fMRI）和事件相关电位（event-related potential，ERP）测量血液流动和电反应，发现社会刺激使 ASD 患者产生了非典型的血液流动和电反应，表明 ASD 群体社会认知能力受损[60]。Truzzi 等人通过测量 ASD 成年人的心率和面部温度，发现其自闭症商数（autism quotient，AQ）和共情商数（empathy quotient，EQ）与生理反应之间存在负相关性[61]，进一步证明情绪状态和生理反应之间会产生相互影响。

6. 碎镜理论

碎镜理论是基于镜像神经元系统而提出的，当个体产生模仿他人的行为时，神经系统中的某些神经元会被激活，我们把这些相关的神经元称为镜像神经元系统。镜像神经元系统能够帮助个体在社会活动中模仿他人的行为或表情，然而，当 ASD 儿童观察他人的面部表情时，镜像神经元系统可能不被激活，这表明他们的镜像神经元系统受到了损伤[62]，我们称之为碎镜现象。fMRI 研究发现，高功能 ASD 儿童和 TD 儿童在模仿和观察情绪表情时，ASD 儿童额下回（脑盖部）没有表现出镜像神经元活动，这说明 ASD 患者的镜像神经元系统工作失常[63]。碎镜理论认为 ASD 个体镜像神经元系统的功能异常导致了其社会认知障碍，如较差的社会性信息加工能力[64]、较差的情绪表情模仿能力[65]。

综上所述，关于 ASD 的共情能力缺陷，研究者提出了多个理论模型进行解释，为共情能力缺陷的进一步研究提供了理论基础。其中，心理理论薄弱说、弱中央统合说、执行功能障碍说、注意分离缺陷说很好地解释了认知共情能力缺陷，并阐述了 ASD 儿童在认知过程中的一些特点，例如：较多地关注非社会性信息，对限制性兴趣类物体（旋转的车轮、排列成行的火车等）的持续性关注。情绪唤醒模型解释了 ASD 儿童的情绪自动感知能力缺陷，给出了情绪自动感知能力的具体表现，为后续的情绪自动感知能力的测量提供了研究基础。碎镜理论解释了 ASD 儿童的面部表情模仿能力缺陷。情绪唤醒模型和碎镜理论分别从情绪自动感知和面部表情模仿两方面解释 ASD 儿童的情绪共情能力缺陷。共情能力缺陷的发生机制如图 2.2 所示。

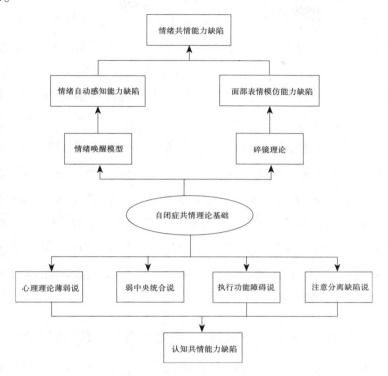

图 2.2 共情能力缺陷的发生机制

2.1.3 自闭症儿童共情能力的研究现状

ASD 儿童存在神经发育障碍，其特征是社会知觉和认知缺陷、言语和非言语交流障碍、刻板和重复行为，随着年龄增长，ASD 儿童对社会交往的兴趣通常会增加，但是他们的能力仍然无法满足建立社会关系的基本需求[66]。少数 ASD 儿童能够与他人分享个人体验，但大部分 ASD 儿童很难意识到其他人的存在，即使他们的语言和感知能力得到了提高，也仍然难以理解他人的情绪或行为。

ASD 儿童有共情缺陷，这是 ASD 儿童社会交往的主要障碍。Yirmiya 等评估了 ASD 儿童和 TD 儿童的共情能力差异，该研究向儿童呈现一段包含不同情绪状态的视频剪辑，播放完视频后需每位儿童指出视频中呈现的情绪状态以及这种情绪给他们带来的感受，每回答正确一次获得 1 分，分数越高，表明共情能力越强，结果 ASD 儿童的得分显著低于 TD 组[67]。Travis 等在角色扮演游戏中使用玩偶测试儿童共情能力，同样发现 ASD 组共情能力得分显著低于对照组[68]。Dyck 等使用非典型情绪测量 ASD 儿童共情能力，该实验涉及 20 位 ASD 儿童，28 位阿斯伯格综合征儿童，35 位注意缺陷多动障碍儿童，34 位轻度智力障碍儿童，14 位焦虑症儿童以及 36 位 TD 儿童，研究发现，在此六组儿童中，ASD 儿童的共情能力和有关心理理论方面的表现最差，其次是轻度智力障碍儿童和注意缺陷多动障碍儿童[69]。Baron-Cohen 和 Wheelwright 使用 EQ 问卷研究 ASD 儿童和 TD 儿童的共情能力，以 80 分作为最高分，81% 的 ASD 儿童 EQ 得分 ≤ 30 分，而 TD 组中只有 12% 的参与者得分 ≤ 30 分，表明 ASD 儿童的 EQ 得分显著低于 TD 组，即使 ASD 高功能儿童也存在共情缺陷。因此，共情缺陷是 ASD 儿童的重要缺陷[70]。

2.1.4 生理、行为和认知数据评估自闭症儿童共情能力的应用现状

共情过程分为情绪共情和认知共情两个阶段，两者相互影响并互为补充。其中，情绪共情能力又分为情绪自动感知能力和面部表情模仿能力。因此，ASD 儿童共情能力评估可分为三个层面：情绪自动感知能力（生理层面）、面部表情模仿能力（行为层面）和认知水平（认知层面）。

1. 生理数据的应用

情绪自动感知能力的测量可通过行为观察或调查问卷，如自闭症商数 AQ 问卷[71-73]。然而，调查问卷很容易受各方面主客观因素的影响，而行为观察难以准确量化，这两种方式都难以反映受试人群的真实情况。从生理学的角度，研究者发现，ASD 患者的中枢神经系统和自主神经系统都会对社会性刺激产生反应，因此，使用生物性标记评估情绪自动感知能力是客观并且有效的。Riby 等人发现情感的变化能引发自主神经系统的变化，进而影响个体的心跳、皮电等自主生理反应[58]。Fan 等人在 ASD 人群中

使用 fMRI 和 ERP 测量血液流动和电反应，发现社会刺激使 ASD 患者产生了非典型的血液流动和电反应，表明社会刺激产生了非典型的脑激活[60]。Truzzi 等人通过测量 ASD 成年人的心率和面部温度，发现其自闭症商数和共情商数与生理反应之间存在负相关性 [61]。

2. 行为数据的应用

除了情绪的自动感知，情绪共情还包含自发性表情模仿能力。ASD 会损害个体的非语言交流能力，包括肢体交流和面部表情的多样性及程度。与 TD 个体相比，这些缺陷会影响 ASD 患者自发性的面部表情模仿能力。然而，ASD 患者面部表情的发现是定性的，难以进行客观的量化。目前有一些研究人员尝试使用定量的方法分析面部表情，如 Rozga 等人使用肌电生理传感器 [74-76]，通过表情肌的肌电变化率来衡量 ASD 患者对他人的表情模仿能力，但肌电生理传感器被放置在面部皮肤上，可能会抑制自发性面部表情的产生。随后 Samad 等人使用非侵入式光学成像传感器，捕捉被试在接受视觉刺激时的面部图像，通过分析面部图像中的表情肌计算表情模仿能力 [77]，使用非侵入式光学传感器捕捉 ASD 个体的面部表情，减少了接触式采集设备的噪声干扰，能更加真实地反映 ASD 个体面部表情变化。

3. 认知数据的应用

认知能力是指个体获取知识的能力，以思维能力为核心，认知共情是个体在认知的基础上，能够理解他人的想法和意图，并做出合理推测，提升个体对他人行为的帮助和配合的能力 [70]。儿童正常的社会交往，需要一定的认知共情能力，测量和评估特殊儿童的认知共情能力对于提升特殊儿童的社会交往能力具有重要的意义。1990 年，Das 提出 PASS 智力模型 [34]，该模型将人的认知活动分为注意、信息加工和计划三个层次，同时将信息加工系统细分为继时性加工类型和同时性加工类型。继时性加工类型将外界刺激的各组成部分整合成一种链状结构；同时性加工类型同时处理各种外界刺激信息，然后提取多种刺激的共性特征，并对共性特征进行再认知。这两种信息加工类型是认知加工的核心部分，因此也是特殊儿童认知评估与干预训练的重点。在基于智力的 PASS 理论的基础上，杜晓新等提出一个学龄前儿童认知评估与干预体系[78]。该体系从空间次序、动作系列、目标辨认、图形推理和逻辑类比五个方面来评估学龄前儿童的认知能力。其中空间次序评估儿童对某空间内物体排列顺序的记忆能力；动作序列评估儿童对系列动作顺序的记忆能力；目标辨认评估儿童对事物和人物关系的分辨能力；图形推理评估儿童根据图形关系进行逻辑推理的能力；逻辑类比评估儿童根据象征性符号及事物间的逻辑关系做出类比推理的能力。该评估体系中的前两个方面属于认知继时性编码能力评估，另外三个方面属于认知同时性编码能力评估，该体系具有科学性、系统性和可操作性，可应用于特殊儿童认知能力评估。

基于测量理论，有学者提出认知诊断评估（cognitive diagnostic assessment，CDA），该评估方法早期被应用于教育领域，使用认知诊断模型和学生测验成绩分析学生的知识掌握情况和认知模式，有利于开展个性化教学，实现因材施教。随后，CDA 被运用到临床诊断领域[79]，也有望为 ASD 患者提供个性化诊断结果，并进行针对性的干预[80]。

2.2 传统的自闭症儿童识别方法综述

ASD 病因复杂，识别诊断难度大，传统的识别方法通常要求儿童保健科医生、特殊教育学校教师、康复师或家长参与，对儿童的认知或行为进行全面评估。评估方式包括家长访谈、专业评估人员对儿童的日常行为、认知、适应功能等的标准化测试，或者进行必要的医学检验等[81]。因此，ASD 的识别诊断是一个漫长的过程，其过程的复杂程度也因人而异。目前的评估方法主要以量表或问卷的形式呈现，根据评估操作主体的不同，分为临床识别方法和非临床识别方法。

2.2.1 自闭症儿童识别依据

从 1952 年起，美国精神疾病学会（American Psychiatric Association，

APA）编定《诊断与统计手册：精神障碍》（*Diagnostic and Statistical Manual of Mental Disorders*），即 DSM-Ⅰ，并在此基础上，于 1968 年和 1980 年分别修订出了 DSM-Ⅱ 和 DSM-Ⅲ。DSM-Ⅲ 提供了一套完整的临床工作诊断标准，给美国及世界各国的精神类疾病专家的临床和科研工作提供了依据。随着精神医学的迅速发展，1987 年 APA 又开始了 DSM-Ⅳ 的制定工作，在世界范围内征求各国专家的意见，1993 年定稿，并于 1994 年 5 月出版。自此，DSM-Ⅳ 成为 ASD 诊断和识别的主要依据，并以此为标准编订出了各种诊断工具[82]，DSM-Ⅳ 关于 ASD 的诊断界定标准如表 2.1 所示。在该诊断标准中，个体在社会交互方面须至少满足 2 项标准，在交流方面须至少满足 1 项标准，同时在行为方面至少满足 1 项标准才可被诊断为 ASD[83]。

表2.1　DSM-Ⅳ关于自闭症的诊断界定标准

项目	内容	
	下面（1）、（2）、（3）三个大项中，符合 6 个小项以上	
项目 1	（1）在社会性交互方面存在本质性的缺损，至少表现出右面 4 项中的 2 项	a）在运用多种非语言行为来调控与他人之间的交互行为方面，存在明显的缺损。这些非语言行为，包括眼神对视、脸部表情、肢体语言和手势
		b）没有发展出和正常儿童发展水平相应的同龄伙伴关系
		c）缺少自发地和他人之间寻求分享快乐、兴趣或成就的行为（比如，对于自己感兴趣的东西，不会展示给别人看；不会携带；不会指给别人看
		d）缺少社会性或情感的交互行为（比如，不会活跃地参加简单的社会性游戏；喜欢独自活动；或者即使活动中涉及他人，也是把他人作为工具或者寻求"机械的"帮助）

项目	内容	
项目 1	（2）在交流方面存在本质性的缺损，至少表现出右面 4 项中的 1 项	a）在口语方面存在发展延迟，或者没有语言，同时，不会试图采用其他交流方式来弥补，比如手势或者模仿
		b）对于有足够语言能力的个例，不能主动发起或维持与他人的对话
		c）存在刻板、重复的语言使用现象，或者存在异常的语言
		d）缺少和正常孩子发展水平相适应的、多样化的假想性游戏，或者社会装扮性游戏
	（3）存在局限性的、重复而刻板的行为、兴趣和活动，至少表现出右面 1 项	a）沉湎于一种或多种局限的、刻板老套的兴趣中，且在强度和专注程度上都是异乎寻常的
		b）明显僵化地遵循某些特定的、没有实际功能意义的常规性行为或仪式性行为
		c）存在重复、刻板的肢体怪癖行为（比如，手或手指的拍打、扭曲，复杂的全身肢体动作）
		d）对物体的部件有持久的沉迷
项目 2	3 岁之前，在如下至少一个领域中表现出发展迟缓或者功能异常	
	（1）社会性交往	
	（2）正常用于社会性交流的语言	
	（3）象征性或想象性游戏	
项目 3	这种异常无法更好地用雷特综合征或童年瓦解性障碍来解释	

　　2013 年 5 月，APA 发布了 DSM 的最新版本，即 DSM-V。新版本将 ASD 列入神经发育障碍（neurodevelopmental disorders）这一大类，诊断标准较 DSM-Ⅳ 也发生了较大变化，但目前大多数的 ASD 识别和诊断工具都是依据 DSM-Ⅳ 及之前的标准编制的，因此，编订新的识别工具、探索新的识别方法迫在眉睫。

2.2.2　临床识别方法

依据 ASD 诊断标准 DSM-Ⅳ，研究人员开发出了多种 ASD 识别和诊断工具，其中临床诊断的操作主体是专业医师（人员），常用识别工具有儿童自闭症评定量表（childhood autism rating scale，CARS）、婴幼儿自闭症识别量表（the checklist for autism in toddlers，CHAT）、婴幼儿自闭症识别量表（checklist for autism in toddlers-23, CHAT-23）、自闭症诊断观察计划 – 修订版（autism diagnostic observation schedule-revised，ADOS-R）、自闭症特质早期识别表（the early screening for autistic traits，ESAT）等。这些诊断工具通常包含对儿童发展情况全面、细致的了解，有严格和复杂的诊断程序，能够得出较为客观、有效的识别结果，各种工具在适用对象、项目内容、评估用时和有效性方面存在差异，具体信息如表 2.2 所示。

CARS 是国内常用的 ASD 儿童识别工具，出版于 20 世纪 80 年代，适用于所有年龄段的儿童，主要由专业医师（人员）结合家长反馈，从人际关系、模仿、情感反应、躯体运用能力等 15 个方面对儿童进行评估，依据每个项目症状的严重程度进行 4 级评分，总得分超过 30 分时可考虑为轻度 ASD，30 分至 36 分的为中度 ASD，36 分以上且 5 项以上达 3 分或 3 分以上考虑为重度 ASD[84]。

表2.2　常用的ASD临床识别方法

量表名称	适用月龄	操作主体	项目数	所需时间	敏感性	特异性
CARS	不限	专业医师（人员）	14	不确定	0.82～1	0.46～0.91
CHAT	18～24	专业医师（人员）	9（家长）	5 min	0.38	0.98
			5（医生）	不确定		
CHAT-23	18～24	专业医师（人员）	23（家长）	5～10 min	0.74	0.91
			4（医生）	5 min		

续　表

量表名称	适用月龄	操作主体	项目数	所需时间	敏感性	特异性
ADOS	不限	专业医师（人员）	多模块	不确定	不详	不详
ESAT	14 ~ 15	专业医师（人员）	4（家长）	5 ~ 10 min	不详	不详
			14（医生）	不确定		

CHAT 量表是国际上最早出现的 ASD 早期识别工具，在我国也被广泛使用，常用于 18 ~ 24 月龄幼儿 ASD 核心症状的早期识别。量表内容包含父母回答部分（9 项）和专业医生观察评定部分（5 项）。问题的回答仅需要使用"是"或"否"来完成，一般测试时间需要 5 ~ 10 min。对明显高危儿童和一般高危儿童有明确的判断标准，但该量表敏感性不高，阳性发现率偏低，易出现漏诊，不宜单独使用[10]。

CHAT-23 量表是国内专家在 CHAT 量表的基础上修订出的本土化的 ASD 识别工具，适用于 18 ~ 24 月龄的婴幼儿，分为家长问卷（A 部分，23 个项目）和医生现场观察评估（B 部分，4 个项目）。判断标准：家长问卷中超过 6 项未通过，7 项核心项目中超过 2 项未通过，则识别结果为阳性；医生现场评估中，超过 2 项未通过，则识别结果为阳性[85]。

ADOS 是一种标准化、半结构化的评估工具，评估内容为儿童社会互动、沟通、游戏和想象性能力。它提供总体评分以及在社会互动和沟通上的分类评分，操作用时较长。评估人员的操作和评分都需要经过系统的培训。ADOS 分为 4 个模块，可根据受测儿童表达性语言能力选择对应评估模块，每个模块均包含不同的活动组合，4 个模块分别涉及前语言阶段儿童、语言流利阶段儿童、青少年及成人的评估[86]。

ESAT 量表由 Sophie 等人在 2006 年提出，共包含 19 个评估项目，与 CHAT 量表有相关项目上的重叠。ESAT 量表包含假装游戏、共同注意能力、对他人的兴趣、眼神接触、言语及非言语交流、刻板行为、专注力、对感官刺激的反应、情绪反应和社交互动等领域。在专业医师（人员）指导下，由儿童的家长或其他监护人回答问卷，当 19 项问题中有超过 3 项异常时，该名儿童需要进一步的诊断[87]。

2.2.3　非临床识别方法

在 ASD 的识别和筛查过程中，除了一些主要由专业医师（人员）进行操作的临床识别方法外，还有一些利用自我管理或父母为操作主体的非临床方法，如改良版婴幼儿自闭症识别量表、广泛性发育障碍识别量表第二版、自闭症行为量表、婴幼儿量表等。目前通过 ASD 儿童的家长问卷全面了解儿童早期发展的情况，是国内外对 ASD 儿童进行识别和筛查的最常用方法。常见的 ASD 非临床识别方法具体信息见表 2.3。

表2.3　常用的ASD非临床识别方法

量表名称	适用月龄	操作主体	项目数	所需时间	敏感性	特异性
M-CHAT	16 ～ 30	家长或监护人	23	5 ～ 10 min	0.87	0.98
PDDST-II	14 ～ 48	家长或监护人	22	10 ～ 20 min	0.92	0.91
YFI	12	家长或监护人	63	>15 min	不详	不详
ITC	9 ～ 24	家长或监护人	24	5 ～ 10 min	0.89	0.89
BISCUIT	17 ～ 37	家长或监护人	62	20 min	0.93	0.87
ABC	≥ 18	家长或监护人	57	10 ～ 20 min	0.38 ～ 0.58	0.76 ～ 0.97

M-CHAT 以 CHAT 量表为基础，将原 CHAT 量表 A 部分的 9 个评估项目增加至 23 个，拓宽了所覆盖的症状范围，适用年龄从原来的 18 ～ 24 月龄拓宽为 16 ～ 30 月龄，有效减少了由于功能倒退而造成的漏诊。评估标准：超过 3 个任意评估项目未通过，或超过 2 个核心项目未通过，则识别为阳性。M-CHAT 弥补了 CHAT 量表敏感性低的不足，敏感性和特异度

最高分别为 0.87 和 0.98[11]。目前，M–CHAT 已被广泛应用于美国的医疗保健体系，也是国际上最常使用的非临床识别工具之一。

PDDST 首次出版于 1991 年，2004 年完成了第二版的修订工作，并发布了 PDDST–Ⅱ 版本。该工具适用于 14 ～ 48 月龄的婴幼儿，操作的主体为家长或监护人，共包含 22 个评估项目，完成测试需用时 5 ～ 10 min，敏感性和特异性可以达到 0.92 和 0.91[13]，但 PDDST 中部分评估项目混杂有注意缺陷多动障碍的症状，因此该量表难以有效区分 ADHD 与 ASD[88]。

ABC 量表编订于 1978 年，并于 1989 年引进我国。该量表使用问卷的形式，由家长或监护人填写，包含 57 个评估项目，填报人需针对每一项做出"是"与"否"的判断，主要评估 ASD 儿童的感觉能力、社会交往能力、运动能力、语言能力和自理能力等 5 个方面，完成问卷需用时 10 ～ 15 min。该量表适用于对 18 月龄以上的 ASD 儿童进行识别和辅助诊断[9]。

ITC 量表共 24 个评估项目，适用于 9 ～ 24 月龄的幼儿，主要评估儿童的社交沟通能力、游戏技能和语言发育水平。该量表由父母或监护人填写，对每条评估项目进行三级评分，"从不"记 0 分，"有时"记 1 分，"经常"记 2 分。1 ～ 13 条项目得分相加得到社会交流因子分，14 ～ 18 条项目得分相加得到言语因子分，19 ～ 24 条得分相加得到象征性行为因子分，1 ～ 24 条得分相加形成量表总分，然后根据儿童月龄查询各因子分和总分的划界分表，判断儿童属于正常范围或是可疑范围[89]。

2.2.4　传统识别方法的弊端

综上所述，在 ASD 早期识别与筛查领域，研究者已经开发出了大量的识别工具，各种工具都有详细的操作方法、适用范围及不同的操作主体，一定程度上提高了识别结果的准确性，但在使用上仍然存在着以下弊端。

第一，上述量表均来自西方国家，小部分量表经过我国专家学者的修订，但在使用过程中仍然存在历史和文化的差异，直接或间接地影响了量表的使用效果。在发达国家，ASD 的研究起步较早，"自闭症谱系障碍"的相关概念早已普及，因此发达国家的儿童家长在填写各种量表或问卷时，能够较好地理解相关专业术语并根据孩子的情况做出相对准确的判断。然而我国自闭症的相关研究起步较晚，即便是医务和教育工作者，接触自闭症的相关概念时间也不长，当普通家长使用诸如"共同注意""假想游戏"等国外量表中的专用名词和术语时，会存在理解上的困难，难以进行准确的判断。因此，我们不能一味地依赖国外的量表，应该考虑我国传统文化因素和社会因素，在参考国外量表的基础上，开发出使用上更加方便、简洁的新识别工具。

第二，传统的识别工具都依赖于人工判断，并在此基础上配合数学公式来得出适当的诊断结果。因此，它们需要非常规范的操作流程，需要专业的操作主体，完成诊断的时间效率不高，准确性也难以保证。人工判断的低效率和诊断结果的不确定性要求我们寻求新的辅助识别诊断工具来支持临床实践。因此，智能化的识别方法应运而生，它能够从历史数据中获取经验并验证新数据进而给出判断结果，具有高效、便捷、成本低廉等特点，有助于改善临床实践，可应用于 ASD 的识别和诊断。

第三，目前，ASD 识别和筛查领域的量表种类多样，不同量表的评估方法、评估内容、分界阈值以及敏感度、特异度等均存在差异，但是却没有给使用者提供如何选择量表的准则，因此导致了不同的专家使用不同的工具，给出了不同的识别结果，限制了我国 ASD 早期识别工作的有效开展。

2.3　智能化的自闭症儿童识别研究综述

传统的 ASD 儿童识别方法，即通过游戏或活动进行观察、访谈、量表测量、问卷调查等。随着新技术的发展，许多新的测量方法开始应用于ASD 儿童的识别研究中，如功能影像技术、眼动测量技术、生物反馈技术、脑电技术等，这些技术可以从不同角度考察儿童身心发展的情况。因此，考虑到 ASD 识别和筛查工作的紧迫性，我们在改良传统评估方式的同时，也要重视新技术的使用。

2.3.1 机器学习技术应用于自闭症儿童识别

近年来，机器学习已初步应用于 ASD 的早期识别。机器学习的应用可以提供一种简单、低成本、可靠的识别方法，并在区分 ASD 和 TD 儿童方面显示出良好的前景，其应用主要体现在四个方面：减少检测时间，提升识别效率；提高 ASD 儿童识别的准确率；进行特征选择，减少数据维度，发现区分度最好的特征；通过相关性分析，减少传统识别工具里的项目数。

1. 自闭症识别和机器学习的分类问题

现有的技术研究中，大多将 ASD 的识别视为机器学习的分类问题。ASD 识别过程即根据输入病例的特征识别出正确的类别（ASD 和 TD），因此这个过程可以被看作机器学习中的分类任务。换句话说，ASD 识别过程是一个典型的分类问题，研究者尝试使用机器学习建立一个自动化的模型（分类器）来评估一个病例是否属于 ASD。输入数据集用于训练分类器模型，然后在独立的测试实例（新病例）上进行评估，以衡量分类模型在预测诊断类型方面的有效性。分类的过程如图 2.3 所示，具体过程描述如下。

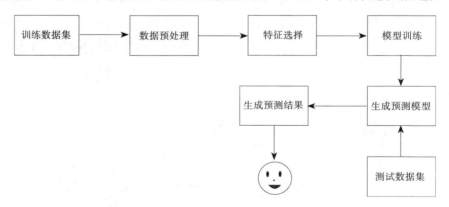

图 2.3　机器学习分类过程

（1）确定训练集，训练数据集中包含实验组（ASD 儿童）数据和对照组（TD 儿童）数据，实验组和对照组的入组标准由专业医生（人员）制订。

（2）数据的预处理（采样、数据清洗、数据降噪），噪声包括丢失值、重复值、数据平衡等问题，目前的大多数研究都使用了采样策略来改进数据集中的诊断类型（类）不平衡的问题。在二元分类中有两种常见的采样策略：上采样和下采样。另外，也可以通过惩罚权重算法来平衡数据样本。

（3）特征选择，通过特征选择算法减少特征维度，过滤掉无关特征和冗余特征，提高模型泛化能力，尽量避免过拟合，使模型获得更好的可解释性，增强对特征和特征值之间的理解，加快模型的训练速度，进而获得更好的性能。

（4）训练模型，不断地设置或调整模型的参数，使得这个模型在训练集上有较好表现。模型是求解学习问题的一系列前提假设，根据已知数据寻找模型参数的过程就是训练，最终搜索到的映射函数被称为训练出来的模型。

（5）利用生成的训练模型，加载处理后的测试数据集，进行结果预测，生成预测结果，并最终使用不同的度量标准来评估所选机器学习方法预测结果的有效性。常见的模型性能评估的指标有准确性、处理时间、假阳性率、假阴性率、真阴性率等。

2. 机器学习中自闭症识别结果的评估方法

通常情况下，由机器学习得到的预测模型的性能可以通过一些评估指标进行评估。在人工智能应用中，对于一个二分类问题（ASD 和 TD），混淆矩阵是最常用的性能评估可视化工具，通常用于有监督学习，它可以直观比较分类结果和实际值的差异。混淆矩阵的列代表预测类别，每一列的总数表示预测为该类别样本的数目；行代表样本的真实类别，每一行的数据总数表示该类别的样本数目，对角线上的数值表示某类样本被预测为该类的数目，表示被正确分类的样本数。混淆矩阵如表 2.4 所示。

表2.4 ASD识别问题的混淆矩阵

实际类别	预测类别	
	ASD	TD
ASD	真阳性 （true positive，TP）	假阴性 （false negative，FN）
TD	假阳性 （false positive，FP）	真阴性 （true negative，TN）

除此之外，分类精度（accuracy）、敏感性（sensitivity）、特异性（specificity）等也是最常用的评价指标。分类精度是针对预测结果而言的，表示在测试样本中被正确分类的样本的比例；敏感性，又称真阳性率，是实际为阳性且被模型预测为阳性的概率，反映模型识别 ASD 的能力，其值越大越好；特异性，又称真阴性率，是实际为阴性且被模型预测为阴性的概率，反映识别 TD 的能力，其值越大越好。

在信号检测理论中，接收者操作特征曲线（receiver operating characteristic curve，ROC 曲线）可用于选择最佳的信号检测模型，后被应用于机器学习领域，作为二元分类模型的评价指标，ROC 是一个对比模型的真阳性率和伪阳性率的函数。真阳性率（true positive rate，TPR），又称命中率（hit rate），表示在所有实际为阳性的样本中，被模型正确地预测为阳性的比例。伪阳性率（false positive rate，FPR）又称错误命中率或假警报率（false alarm rate），表示在所有实际为阴性的样本中，被模型错误地预测为阳性的比例。ROC 曲线在二维空间里将 FPR 定义为 X 轴，将 TPR 定义为 Y 轴。在 ASD 识别研究中，应尽量多地识别出 ASD 样本，即指标 TPR 越高越好，而指标 FPR 代表把 TD 错误地识别为 ASD，因此该指标越低越好，可以以此为标准来判断模型的优劣。

交叉验证是机器学习中另外一种检验预测模型并评估其有效性的测试方法。首先把训练数据集分成 N 个分区，然后在 $N-1$ 个分区上训练模型，并在剩余的 1 个分区上进行测试。对训练数据集进行随机分割，重复 N 次。

最后，将 N 次运行得到的模型平均精度作为最终的识别精度。如 10 折交叉验证（10-fold cross validation），将数据集分成 10 份，轮流将其中 9 份做训练数据，1 份做验证数据，10 次结果的均值作为对算法精度的估计，一般还需要进行多次 10 折交叉验证求均值，以获得更精确的精度数值。

2.3.2　智能化自闭症儿童识别方法

随着技术和智能检测设备的发展，许多生物性指标如眼睛注视模式、面部表情、生理反应、脑电信号等已被证明能够有效区分 ASD 与 TD。越来越多的研究者开始使用这些数据，并结合机器学习算法，进行 ASD 儿童的早期自动识别研究，希望对临床医生有所帮助，减轻患儿痛苦和家庭负担。

1. 基于单模态数据的自闭症儿童识别研究

（1）基因数据。从病因学角度，目前多认为 ASD 受遗传和环境两方面影响，其中遗传因素占重要地位。从大部分临床病例中可以看出，ASD 有家族聚集现象，即家庭中如有 1 例子女患 ASD，其兄弟姐妹发生 ASD 的风险较高，Liu 等对 ASD 同卵或异卵双胞胎家庭、ASD 患儿家庭及无 ASD 患儿家庭调查研究显示，同卵双生子同患 ASD 的发生率可达 70%～90%，异卵双生子同患 ASD 的发生率小于等于 30%，表明 ASD 病因存在基因因素；有 ASD 患儿的家庭同胞中 ASD 发生率是无 ASD 患儿家庭的 25 倍，甚至更高[90]。目前为止，发现有上千个与 ASD 发病有关的基因，基因检测方法灵敏度和准确度都很高，但特异度不够。目前，该技术主要应用于科研进行批量检测，个体检测较少。

美国奥克兰大学的研究人员对 ASD 新生儿白细胞（血斑）DNA 进行了表观基因组范围的分析，进行 ASD 的表观遗传基础研究和疾病预测。研究检测了 14 例 ASD 患者和 10 例对照组的 DNA 甲基化水平，使用包括深度学习在内的 6 种不同的机器学习算法确定该方法检测 ASD 的准确性，并基于不同的模型分别进行特征选择，使用特征重要性函数对 6 种人工智能预测算法中预测特征的重要性进行排序，确定特定特征对模型性能的贡献。

韩国汉阳大学精神病学和精神卫生研究所的研究人员在血液基因表达谱的基础上，识别一个转录组特征，用于将 ASD 组与 TD 组进行分类。研究使用 R 语言中的 limma 包从一个训练数据集（$n=26$，13 个 ASD 个体和 13 个 TD 个体）中识别出 19 个差异表达特征，并使用机器学习算法在一个测试数据集（$n=16$，8 个 ASD 个体和 8 个 TD 个体）中进一步分析，最终预测准确率为 93.8%，敏感性和特异性分别为 100% 和 87.5%。研究结果表明，从青年 ASD 患者外周血样本中发现的基因表达谱可作为识别 ASD 的生物学特征，进一步研究表明，使用更多的同质数据可提高识别的准确性[91]。

土耳其的研究人员提出了一个机器学习框架，使用大脑发育基因表达数据作为训练数据，用于 ASD 风险基因的二元分类，将提出的模型与各种独立的分类器算法进行了比较，通过实验对模型的有效性进行了验证，其灵敏度为 0.902、ROC 曲线下面积为 0.839、F 值为 0.806[92]。

（2）量表数据。量表和问卷是最传统的 ASD 识别和筛查方法，无论是 ASD 临床识别还是非临床识别，都有大量的量表和问卷工具，如自闭症诊断观察表修订（ADOS-R）、自闭症诊断访谈（ADI）、自闭症商数性状（AQ）和社会交往问卷（SCQ）等。这些量表和问卷大多数依赖专家制定的规则，包含数十种评估项目，专业医师（人员）需要综合几十种评估项目的结果给出最终的识别结果。因此，传统的 ASD 识别过程需要大量的时间来产生结果。为了提升 ASD 的识别效率，研究者开始采用机器学习的方法，降低输入数据的维数，找出识别 ASD 的最有效的特征，尽可能减少评估项目数，提升时间效率。

哈佛医学院生物医学中心的研究人员使用多种机器学习算法，分析 627 名被试 ADOS 模块 1 的得分，将 ADOS 模块 1 中包含的 29 条评估项目减少为 8 条，测试结果表明，使用 8 条评估项目即可以实现对 ASD 进行分类，准确率接近 100%，灵敏度接近 100%，特异性达到 94%，实现了对 ASD 和非 ASD 进行有效和快速的分类[93]。同时，该团队的研究人员使用机器学习技术对 ASD 诊断访谈量表修订版进行了精简，将其中的 93 条评估项目缩短为 7 条，评估时间也由 2.5 h 缩短为 0.5 h，并获得了 99.9% 的精度，该工具简化了临床诊断过程，提升了 ASD 的识别效率 [94]。

（3）脑电数据。研究表明，ASD 儿童的非典型性脑发育出现的时间要早于非典型性行为出现的时间，如果单纯根据行为特征进行 ASD 识别，则会错过早期干预的关键时期，因此，越来越多的研究者尝试使用生理数据（如非典型大脑发育数据）进行 ASD 早期识别研究。

脑电图（electro encephalo graphy，EEG）可用于测量儿童的脑皮层活动。EEG 可以显示不同区域脑活动异常，同时可以显示各电极之间脑部连接功能有无异常，ASD 患儿脑功能连接异常在 EEG 上可以显示。EEG 具有无创、低成本、高时间分辨率等优点，临床应用普遍，能对儿童患 ASD 风险的检测提供有用信息，已成为儿童脑发育诊断和治疗反馈的有用生物学指标 [95]。脑电图可通过不同的分析方法进行定量分析，进而检测潜在的脑异常。常用的脑电图信号分析方法有三种：功率谱分析、信息熵分析和功能连接分析。使用各种 EEG 分析方法计算出的值可统称为 EEG 信号特征。Abdulhay 等计算每个脑电通道特征数据的二阶差分图（second-order difference plot，SODP），并将主成分分析和神经网络应用于 SODP 区域特征矩阵，进而进行 TD 儿童和 ASD 儿童的二分类，最终获得了 94.4% 的准确率，表明 TD 儿童与 ASD 儿童的 SODP 区域特征有显著差异 [96]。Bosl 等通过分析脑电图信号的非线性特征，识别 ASD 或非 ASD 儿童，获得了较高的准确性、特异性和敏感性，在这项研究中，仅使用婴儿 3 个月大时采集的脑电图数据对所有婴儿进行严重程度评分的预测与实际测量的评分有很强的相关性，表明可以从脑电图测量数据中提取有用的数字生物标记 [97]。Ibrahim 等研究了不同的 EEG 特征提取和分类技术来进行癫痫和 ASD 的识别，提高了识别的速度和准确性 [98]。

（4）功能磁共振成像。功能磁共振成像可检测大脑区域的功能性改变，通过刺激特定感觉器官，可激活相应功能区。以往研究发现，在进行与情绪表达相关的活动时，ASD 儿童杏仁核激活减弱；在进行面孔识别任务时，ASD 儿童与面孔识别功能有关的梭状回激活减弱 [99]。临床上静息状态下的 fMRI 研究较多，李雪等研究了 ASD 患儿静息状态下 fMRI 特点，结果表明，与 TD 组相比较，ASD 患儿局部神经元同步性活动较低[100]，因此，婴幼儿在麻醉、应用镇静剂或自然睡眠状态下的 fMRI 表现，可作为识别行为难以配合的 ASD 婴幼儿的一种手段。

Iidaka 等人的研究使用个体静息态 fMRI 数据和神经网络对 TD 个体和 ASD 个体进行分类。从数据库中提取 20 岁以下的 312 例 ASD 个体和 328 例 TD 个体的静息态 fMRI 数据，将由静息态 fMRI 时序数据计算得到的相关矩阵输入概率神经网络（probabilistic neural network，PNN）进行分类。PNN 对两组的分类准确率约为 90%（敏感性 92%，特异性 87%）。分类的准确性在不同数据库间，或在不同实验条件、性别、偏手性或智力水平方面没有差异。研究表明，静息态 fMRI 数据产生的内在连接矩阵可能是 ASD 的生物性标志，大脑内网络连接的改变与 ASD 的神经生物学有关[101]。Dekhil 等人利用结构 MRI 和静息态 fMRI 数据实现 ASD 计算机辅助诊断系统，证明了解剖异常和功能连接异常都具有较高的 ASD 预测能力。该系统为每个受试者提供个性化的诊断报告，以显示哪些区域更容易受到 ASD 相关障碍的影响。系统在仅使用 fMRI 数据时达到 75% 的正确率，仅使用结构 MRI 数据时达到 79% 的正确率，两者融合后的正确率达到 81%[102]。

（5）认知数据。认知是大脑接受外界信息，然后经过加工处理，转换成内在的心理活动，从而获取知识或应用知识的过程。认知是人类心智能力的整合，可以引导人的思维和执行功能的运行，是人类日常生活和社会交往的基础。研究表明，ASD 儿童存在认知功能障碍，表现为注意力、执行功能、理解力、记忆力、感知能力和适应能力等方面异于常人，使其日常生活、学习及生长发育受到阻碍，严重影响其社会互动能力的发展[103-104]。

Maenner 等开发了一种机器学习方法，利用儿童发展评估中使用的单词和短语对儿童进行分类。研究使用 2008 年乔治亚州的儿童数据训练了一个随机森林分类器，该数据集包含了 1 162 名儿童，进行了 5 396 次评估，评估结果发现 601 名儿童满足 ASD 标准，评估过程使用单词和短语预测 ASD 病例，测试集是 2010 年乔治亚州的儿童数据，包含 1 450 名儿童，共进行了 9 811 项评估，其中 754 名儿童符合 ASD 诊断标准。最终，该机器学习方法预测的 ASD 识别结果与临床确定的结果一致率为 86.5%（敏感性为 84.0%，预测精度为 89.4%）。由算法得出的 ASD 患病率为 1.46%，而临床医生发表的该州 ASD 儿童患病率为 1.55%。研究表明，仅使用单词和短语的认知数据，一个机器学习算法就能够区分符合和不符合 ASD 标准的儿童 [105]。

（6）眼动数据。眼动是测量社会性知觉和社会性偏好最常用的方法，是评估 ASD 患者社会性注意的主要途径。该技术通过眼动仪非侵入性地捕获眼睛的运动，非常适合对存在感知异常的 ASD 儿童进行研究。ASD 患者的眼动追踪研究大多采用搜索时间、搜索次数、注视时间、注视点数、首次注视时间、瞳孔直径大小等指标表示注意偏好 [12]。

Anderson 等人发现，ASD 儿童观看面孔时瞳孔直径减小，TD 儿童观看面孔时的瞳孔直径增大，这表明 ASD 儿童对面孔似乎没有偏好，而 TD 儿童则显示出偏好，且这一研究还发现对风景画这一非社会性信息的注视时间和对面孔的瞳孔反应能够区分 ASD 儿童 [13]。另有研究发现 ASD 青少年与 TD 青少年的瞳孔反应类似，但是在观看高兴面孔时，两组有显著的差异 [15]。在儿童执行表情识别任务时，Wang 等人分析了 31 名 ASD 儿童和 51 名 TD 儿童的眼动数据，结果表明，TD 儿童和 ASD 儿童的眼注视模式不同，其中注视次数、注视时间和平均眼跳速度可作为早期识别 ASD 的参考指标 [106]。Sasson 等发现，当 ASD 儿童面对社会和非社会信息时，他们的视觉注意力更多地出现在非社会性信息上，而 TD 儿童更多地出现在社会性信息上。鉴于 ASD 的非典型注视扫描模式，许多机器学习研究已经被用于检测 ASD 儿童 [107]。Liu 等开发了基于人脸扫描模式的 ASD 识别机器学习算法，对 ASD 儿童的识别准确率达到 88.51%，为应用机器学习算法识别 ASD 儿童提供了研究基础 [108]。

（7）面部表情数据。ASD 会损害个体的非语言交流能力，如面部表情的多样性及程度。与 TD 的个体相比，ASD 患者面部表情模仿能力存在缺陷。然而，ASD 患者面部表情的产生是定性的，难以进行客观的量化。目前有一些研究人员尝试使用定量的方法分析面部表情，如 Rozga 等人使用肌电生理传感器（EMG），通过表情肌的肌电变化率来衡量 ASD 患者对他人的表情模仿能力[109]，但 EMG 传感器被放置在面部皮肤上，可能会抑制自发性面部表情的产生。随后 Samad 等人使用非侵入式光学成像传感器，捕捉被试在接受视觉刺激时的 2D 和 3D 面部图像，通过分析面部图像中的表情肌计算 ASD 患者对他人的表情模仿能力，结果表明，自发性面部表情模仿可以作为识别 ASD 儿童的行为标记[110]。Jaiswal 和他的研究团队研发一种新的识别算法，利用基于动态深度学习和 3D 行为分析的面部表情数据，从 ASD 中自动检测出患有注意缺陷多动障碍的个体，该研究发现利用面部表情数据识别 ADHD 和 ASD 儿童是有效和可行的[111]。

2. 基于多模态数据的自闭症儿童识别研究

人类的心理状态、生理状态和认知状态可以通过其面部表情、身体姿态、眼睛注视、语音、文字以及生理信号等多种信息模态进行表达，这些多模态数据成为生理状态、心理状态和认知状态的研究对象。在自然实验场景中，通过摄像头、语音设备、可穿戴设备、眼动记录仪、脑电记录仪等设备可以获取并记录对应的多模态数据，使用这些多模态数据可执行识别或分类任务。

在 ASD 儿童的行为和能力评估研究中，可实时获取多种模态信息来综合评估儿童能力，例如：头部姿态信息可预估儿童的注意方向[112]，眼动数据可反映 ASD 儿童的视觉搜索能力[113]，语音信息反映 ASD 儿童的社交与沟通能力，文字信息反映 ASD 儿童的认知能力，生理信号（包括皮肤电反射数据、功能磁共振成像数据、脑电数据等）可对儿童的社会交往能力做定性描述，也可以识别和量化儿童的发育迟缓特征[114]。因此，将上述多种模态信息进行融合处理、分析与加工，实现各种多模态信息的互补，可更加全面、客观、有针对性地对 ASD 儿童进行评估和干预治疗。

目前，智能化的 ASD 儿童识别研究中，研究者多针对某单一模态进行 ASD 识别，为了提升 ASD 识别的准确率，越来越多的研究者开始进行多模态融合技术的研究。在情感计算的研究领域，部分研究者开始尝试进行双模态信号融合，例如：语音和表情的融合[115]、语音和生理信号的融合[116]、面部表情和身体姿态的融合 [117]、语音信号与心电信号的融合 [118] 等。以上研究成果均表明，在相同测试条件下，利用两种模态的信息，可以在决策层进行融合以更好地区分情感状态。

在基于多模态数据的 ASD 儿童识别领域，许多生物标志物如眼睛注视模式、面部表情、皮肤电反应、脑电信号等已被证明具有区分 ASD 与 TD 的能力。因此，使用多模态数据进行 ASD 儿童识别已经有了一定的研究基础。Halim 等人将问卷数据和家庭视频数据应用在机器学习算法中，完成了 ASD 早期识别的任务，与单模态数据相比，准确性获得了显著提高 [18]。Drimalla 等人提出了一种以受试者语音和面部表情为输入数据的预测模型，两种数据的结合使用比单模态数据更准确地检测出 ASD 儿童 [119]。为了找出可识别 ASD 的行为标志，Samad 等结合了面部表情、视觉扫描和眼 – 手协调方面的数据，证明这些多模态数据是 ASD 的早期发现的可定量行为指标 [110]。Shashank 等融合了问卷、面部表情、头部姿态和身体姿态数据来识别 ASD 儿童，实验证明，使用多模态数据比使用单模态数据获得了更高的识别准确率 [111]。

2.3.3　智能化的自闭症儿童识别存在的问题

目前，已经出现一些智能化的 ASD 儿童识别研究，但所研究的数据对象、使用的方法、识别精度等方面仍存在一些问题，总结如下。

（1）现有研究多基于单模态数据，而多模态数据能够提供更多的可识别特征，能充分利用各种模态数据之间的互补性信息，可以获得更好的识别结果。因此，基于多模态数据的 ASD 儿童识别研究必将是未来的研究热点。

（2）现有研究多采用稳定性较低的弱分类器和传统的集成分类器，存在过拟合问题，识别精度有待进一步提升。

（3）有少量研究开始使用多模态数据进行 ASD 识别，但多模态数据的融合层次较低，其数据融合方法忽略了数据源的多样性和数据获取时间的异步性，影响了融合结果的客观性和准确性。

（4）目前大多数研究，都只是采用现有的机器学习算法，并将它们分别应用于不同的 ASD 数据集。这意味着，如果使用另一个独立数据集时可能表现不佳，不能保证结果模型可以进行泛化，因此，我们在设计算法的过程中，应该考虑到算法的可解释性，综合临床工作人员和专业医师的意见，回归到 ASD 分类问题的本质，提出可解释易扩展的 ASD 识别算法。

针对上述问题，本研究使用儿童共情条件下的行为和认知等多模态数据，研究新的集成分类方法提升 ASD 儿童的识别精度，并提出基于多源异步多模态数据的方法进行 ASD 儿童的智能化识别，提升融合结果的客观性和准确性，并提升算法的可解释性。

2.4　本章小结

本章对 ASD 儿童的共情能力缺陷，以及使用生理、行为和认知数据评估 ASD 儿童共情能力的应用现状进行综述，提出了本书的研究对象，即共情条件下 ASD 儿童的生理、行为和认知数据；然后分别对传统和智能化的 ASD 儿童识别方法进行综述，重点介绍基于单模态数据的 ASD 识别方法和基于多模态数据的 ASD 识别方法，及其各自存在的问题，进一步明确本书要解决的问题及研究目标。

第3章　自闭症儿童共情条件下生理、行为和认知特异性研究

共情是指识别和理解他人的情绪状态，并对其行为、意图做出推测的能力，是成功的社会认知和行为的基础，共情能力被认为是亲社会行为的重要促进因素 [27]。研究者使用不同的研究方法和研究对象，认为共情可分为情绪共情和认知共情两个过程，两者是动态不可分的关系，相互影响并互为补充。情绪共情使个体能够感受到他人的情绪状态，产生利他的行为动机，是人际交往的基础 [32]。情绪共情能力可通过情绪自动感知和面部表情模仿两方面进行测量。认知共情是个体在认知的基础上，理解他人的想法和意图，并做出合理推测，提升个体对他人行为的帮助和配合能力 [33]。

　　社交障碍是 ASD 个体的典型特征，共情缺陷是 ASD 个体社交障碍的主要诱因之一，导致 ASD 个体的社会性功能障碍，难以识别和理解他人的情绪状态，无法推测他人的行为和意图，导致他们存在社会交往障碍 [25]。因此，对 ASD 儿童共情过程中各阶段能力进行量化，了解 ASD 儿童共情缺陷，找出 ASD 儿童和 TD 儿童共情状态下的差异性数据，能够为 ASD 儿童的早期识别提供研究基础。

　　ASD 儿童的共情过程分为情绪共情和认知共情两个阶段，本章通过情绪自动感知数据（生理数据）和自发性面部表情模仿数据（行为数据）分析 ASD 儿童情绪共情缺陷的数据表现，通过认知水平数据（认知数据）分析 ASD 儿童认知共情缺陷的数据表现，研究 ASD 儿童共情过程中生理、行为和认知数据的特异性，为智能化的自闭症儿童识别研究提供基础。

3.1　被试与实验设计

3.1.1　被试

　　本研究共招募 41 名儿童被试，其中，实验过程中 3 名儿童不能配合施测教师完成实验任务被排除（2 名儿童不愿佩戴生理数据采集设备，1 名儿童不回应提问问题），有效完成实验任务的儿童共38名，分为ASD组和TD组，实验前与两组儿童家长签订了实验知情同意书。ASD组儿童19人，平均生理月龄73（SD=8）；TD组儿童19人，平均生理月龄72（SD=6）。研究采用皮博迪图片词汇测试修订版（Peabody Picture Vocabulary Test-Revised，PPVT-R）对儿童的智力和语言能力进行评估。根据PPVT-R分数，我们选择了在智力和语言能力上与ASD组相匹配的TD儿童。t检验显示，两组间PPVT-R得分无显著性差异（$t=0.319$，$P=0.751$）。儿童的年龄、性别及PPVT-R测试得分见表3.1。对象入组标准：ASD组儿童被专业儿科医师确诊为ASD，满足美国精神疾病分类DSM-V的诊断标准，除自闭症外不存在其他精神类疾病及发展障碍；TD组儿童经体格检查和精神检查，行为表现正常，无智力、多动、自闭等行为问题及病史；两组儿童之间不存在性别和年龄上的显著性差异。

表3.1 两组儿童的年龄、性别和PPVT成绩

组别	性别		月龄		PPVT-R 成绩	
	男生	女生	M	SD	M	SD
ASD 组	18	1	73	8	39.053	11.549
TD 组	18	1	72	6	40.263	11.827

3.1.2 实验程序和实验材料

在学校教师陪同下，每个被试单独进行实验，ASD组和TD组在设置相同的实验环境下完成实验任务。实验过程中使用到的硬件设备包括计算机（显示情绪刺激材料和关联性问题）、摄像设备（采集被试的面部表情）和Empatica E4生理信号传感器（采集被试皮肤电活动信号）。前两种设备为非侵入性信息采集设备，后一种设备佩戴至儿童手腕处，不限制或影响儿童活动自由，因此不会引起儿童情绪上的变化。实验共包含10个block，每个block中包含一段12 s的视频。播放视频之前，施测教师A要求并协

助被试左手佩戴 Empatica E4 生理信号传感器，实验指导语："小朋友，现在老师要帮你佩戴一款超级手表，看看我们是不是很勇敢？"接下来施测教师 A 播放视频，实验指导语："小朋友，老师陪你一起观看一段好看的动画片！"施测教师 B 操作摄像设备记录被试的面部表情，并在视频开始和 2 s 处分别做一次时间事件同步标注，视频播放结束后，施测教师 B 打开 E-prime 软件，施测教师 A 按照 E-prime 软件中显示的相关问题进行提问，实验指导语："小朋友，老师问你几个问题，你可以用手指一指对应的图片来回答，也可以说出来。"提问的问题分别为：请指一指，哪个是动画片里出现过的地方？请指一指，动画片里有哪几个人？请指一指，哪一个是妈妈 / 爸爸 / 姥姥，哪一个是孩子？请指一指，这个小朋友在视频里面是什么心情？请指一指，小朋友为什么开心 / 不开心？请指一指，动画片里的人在做什么？提问过程中，施测教师 B 用 E-prime 软件记录被试的回答情况，每个 block 执行完成后，给出 30 s 的休息时间再进入下一 block。实验程序如图 3.1 所示。

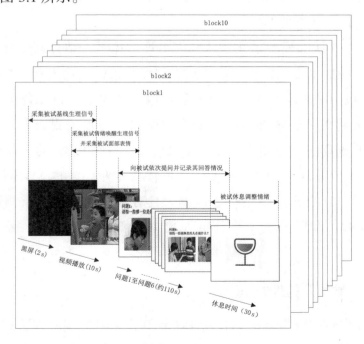

图 3.1　实验程序

本研究中，使用情绪刺激材料唤起被试不同的情绪状态。在初始素材库中，共有 50 段情绪刺激材料，材料来源于少儿题材的情景剧——《家有儿女》，由 3 位特殊儿童康复教育领域专家（1 位儿保科副主任医师、2 位特教专业副教授）观看 50 段刺激材料并对每一段材料的情绪类型和唤醒度进行评价，情绪类型分为正向情绪、中性情绪和负向情绪，唤醒度由平静到兴奋，共分为 5 个等级。评估后，被专家评价为中性的刺激材料首先被排除，从其余的刺激材料中选择平均唤醒度评分最高的 5 段正向刺激材料和 5 段负向刺激材料。选出的 10 段刺激材料，主题内容分别为受表扬、助人为乐、排练节目、放学回家、吃零食、被蚊虫叮咬、挑食厌食、玩具损坏、心情不好和受惊吓。每段视频持续 12 s，视频的前两秒是黑屏，用来测量被试在平静状态下的基线皮肤电活动信号，后 10 s 用来测量情绪唤醒状态下的皮肤电活动信号。前 5 个视频片段表现出愉快的积极情绪，而后 5 个视频片段表现出悲伤的消极情绪。在实验过程中，为了避免不同材料情绪的相互影响，在播放每个视频之后，被试休息 30 s，消除前一视频材料对当前情绪状态的影响。

依据 PASS 认知模型中儿童认知能力评估体系，结合刺激材料的内容和信息的不同加工方式，将评估体系中的评估指标细化为互动性问题，考查儿童对视频中空间环境、人物角色及情绪的识别与认知能力，同时考查儿童对人物关系、事件原因、人物动作的推理和预测能力，根据儿童对问题的答题得分评估其认知共情能力。每段视频设置的关联性问题由 3 位专家（1 位儿保科副主任医师、2 位特教专业副教授）共同完成，并在 ASD 组和 TD 组儿童中进行了试测，具有较高的信度（重测信度相关系数 $R=0.889$）和区分度（高分组人数 19，低分组人数 9，区分度指数 $D=0.36$）。

3.1.3 数据及处理方法

本研究中数据分析方法综合使用了计算机学科的实验方法和心理学的实证研究方法。数据处理流程如图 3.2 所示。首先采集被试皮肤电数据并

进行特征提取，然后使用 K-means 算法对特征进行聚类，得到每一个皮肤
电数据样本的情绪类型，再通过卡方检验探索两组儿童情绪唤醒能力的差
异。关于面部表情数据，首先使用计算机视觉领域的面部表情识别算法识
别儿童的面部表情，将识别结果与刺激材料表情类型相匹配，匹配成功表
示产生了正确的面部表情模仿，再通过卡方检验探究两组儿童表情模仿能
力的差异。认知数据是计算每一组的答题正确率，正确率高的组认知共情
能力较强。为了探究两组在不同共情阶段的认知差异，我们对两组在不同
情绪唤醒状态和不同表情模仿状态下的认知结果进行配对样本 t 检验，最
后分析 ASD 组和 TD 组儿童认知共情与情绪唤醒状态、认知共情与面部表
情模仿状态之间的关系。

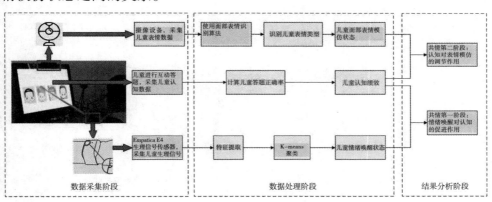

图 3.2　数据处理流程

3.2　数据分析方法

3.2.1　生理信号的采集与预处理

情绪共情表现为个体对他人情绪的自动感知，是共情的基础阶段。生
理信号中皮肤电活动对交感神经的变化最敏感，能有效反映个体情绪的自
动感知情况。本实验使用 Empatica E4 生理信号传感器采集被试 EDA 信

号，在数据的采集过程中，由于环境干扰或人为因素影响，不可避免地存在噪声，在曲线图形上会显示出"毛刺"和"尖峰"，为了降低噪声干扰，提高数据的质量，对原始数据进行平滑和滤波处理，本书使用 25 点 Hamming 窗函数进行数据平滑，使用 Batterworth 低通滤波器滤除带外噪声（滤波器阶数设置为 2，截止频率设置为 0.3 Hz）。以某被试为例，使用 Empatica E4 智能手环采集其观看刺激材料时的生理数据，每次采集时长为 10 s，对该被试的生理信号原始数据进行平滑和滤波预处理，处理后效果如图 3.3 所示。

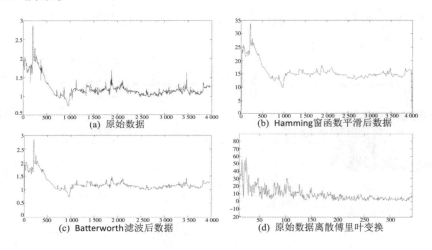

图 3.3　原始数据预处理效果图

数据进行了平滑和滤波处理后，参照德国 Augsburg 大学 EDA 数据特征提取的方法[120]，提取反映 EDA 信号变化的 30 个统计特征，每一个特征的具体描述如表 3.2 所示，其中前 24 个特征是时域特征，后 6 个特征是频域特征。EDA 信号个体差异性很大，并且会随着时间、地点、环境的变化而改变，因此要将不同个体的特征数据进行去个体差异化处理，方法如式（3.1）所示：

$$Y = Y_{\text{init}} - Y_{\text{calm}} \qquad (3.1)$$

其中，Y_{calm} 是某时间段个体基线生理信号特征值的平均数，Y_{init} 是个体接受情绪刺激时的生理信号特征值，Y 是去除个体差异后的生理信号特征数据。

为了把各特征的尺度控制在相同的范围内，在进行了去个体差异化处理后需要对特征进行归一化处理，以便在后续的情绪聚类过程中得到更精确的分类结果。特征归一化的方法如式（3.2）所示：

$$Y_0 = \frac{Y - Y_{\mathrm{mean}}}{Y_{\max} - Y_{\min}} \tag{3.2}$$

其中，Y_{mean} 是 Y 的均值，$Y_{\max}$ 是 Y 中的最大值，$Y_{\min}$ 是 Y 中的最小值。

提取特征并进行特征归一化之后，样本的特征维度较高，冗余的特征会带来一定的噪声，影响分类结果，同时，无关的特征会加大运算量，耗费大量的运算时间和运算资源，因此，使用主成分分析算法减少特征空间维度，抽取子空间数据来更好地表达样本信息。最后，使用 K-means 无监督机器学习聚类算法对情绪样本进行分类，获得刺激材料所唤醒的儿童情绪类型，并与对应的刺激材料情绪类型作对比，评估儿童的情绪自动感知能力。K-means 无监督机器学习聚类算法能够在数据中发现数据对象之间的关系，将数据进行分组，使同组内的数据相似性较大，不同组间的数据差异性较大，算法采用欧式距离作为相似性的评价指标，即两个数据的欧式距离越近，其相似度就越大，K 为需要聚类出的组数，本研究中情绪类型分为两类，因此算法中 K 值设置为 2。

表3.2　30个统计特征描述

特征编号	原始数据	特征编号	原始数据一阶差分	特征编号	原始数据二阶差分	特征编号	原始数据离散傅里叶变换
01	均值	09	均值	17	均值	25	均值
02	中值	10	中值	18	中值	26	中值
03	标准差	11	标准差	19	标准差	27	标准差
04	最大值	12	最大值	20	最大值	28	最大值

续　表

特征编号	原始数据	特征编号	原始数据一阶差分	特征编号	原始数据二阶差分	特征编号	原始数据离散傅里叶变换
05	最小值	13	最小值	21	最小值	29	最小值
06	幅度范围	14	幅度范围	22	幅度范围	30	幅度范围
07	最大值比率	15	最大值比率	23	最大值比率		
08	最小值比率	16	最小值比率	24	最小值比率		

3.2.2　面部表情数据的采集与预处理

除了情绪自动感知能力，情绪共情也可表现为个体对他人情绪表情的模仿，刺激材料中的情绪性面孔能诱发个体对他人表情的模仿[121]。研究中自闭症儿童对他人表情的模仿情况借助于计算机视觉领域的面部表情识别算法和相关设备。Intel Realsense 是一台带有深度信息的摄像设备，它自带的 Intel Realsense SDK 软件开发工具包中提供了手势交互、面部识别、面部表情识别等多种计算机视觉算法，其中的面部表情识别主要是通过检测并跟踪面部 78 个关键点的细微变化进行面部表情识别和分析的。关键点通常分布于嘴唇、眼睛、脸颊等位置。通常高兴表情嘴角翘起，脸颊上扬；生气表情嘴唇紧闭，脸颊下垂。通过对关键点位置的跟踪，该设备可以识别出高兴、难过或者中性等面部表情，识别效果如图 3.4 所示。

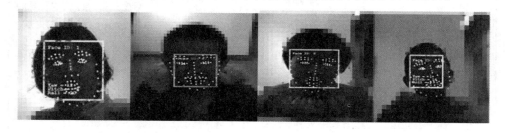

图 3.4　面部表情识别效果图（马赛克处理保护儿童隐私）

每个被试面部表情识别时长为 10 s，Realsense 的识别帧速率为 60 帧 /s，每个样本总帧数为 600 帧。为了反映被试最真实的表情模仿情况，在整个数据采集过程中并未限制被试的活动自由，由于被试头部自由移动导致部分帧面部偏移角度大而无法进行表情识别，因此，需计算出表情帧识别率，将识别率低于 50% 的样本视为无效样本，表情帧识别率 = 识别出表情的帧数 / 总帧数。

3.2.3　认知效果反馈数据的采集与预处理

认知共情是共情能力发展的高级阶段，是社交过程中个体对他人的想法、意图、行为的理解与推测。本研究采用基于 PASS 理论的学龄前儿童认知评估体系，根据情绪刺激材料的内容和特点，将评估体系中的评估指标细化为儿童对视频中空间环境、人物及情绪的识别与认知能力，对人物关系、事件原因、人物动作的推理和预测能力。儿童在不同情绪状态下，针对每一项细化指标设置相应的互动性问题，根据每一项问题的答题得分评估儿童的各项能力。根据实验流程，被试在执行每一次 block 的过程中，通过刺激材料的情绪刺激后，进入互动答题环节，每个问题分值为 1 分，回答正确记 1 分，回答错误记 0 分。

3.3　结果与分析

3.3.1　两组儿童对不同情绪刺激的自动感知能力

研究分别对参与实验的 38 名被试在 10 种不同的情绪刺激材料下的 EDA 信号进行数据采集，得到 380 个数据样本。原始数据在经过了降噪和滤波处理后，分别统计每个样本中基线数据的平均值和情绪激活状态下数据的平均值，若后者数值高出前者 15%，并且情绪激活数值介于 [0.5，4.0] 的范围内，则认为儿童当前处于情绪唤醒状态 [122]。图 3.5（a）显示了被试情绪唤醒成功状态，图 3.5（b）显示了被试情绪唤醒失败状态，其中 SCL

代表基线期的 EDA 数据，SRC 代表情绪激活期的 EDA 数据。按照此方法对 380 个数据样本进行筛选，共有 321 个数据样本处于情绪唤醒状态，其中 ASD 样本 144 个，TD 样本 177 个，处于情绪唤醒状态的儿童可能存在不同的情绪类型，可对 EDA 特征使用机器学习算法分出不同的情绪类型[123-124]，判断儿童的情绪类型是否与刺激材料的情绪类型相一致。

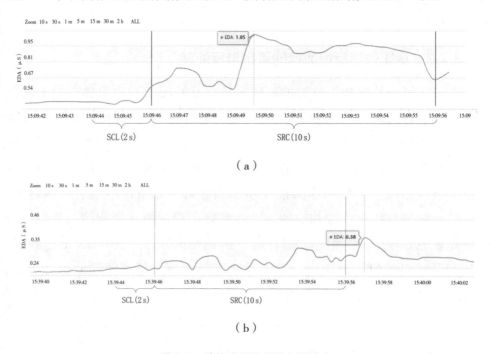

（a）

（b）

图 3.5 情绪唤醒的两种典型状态

处于情绪唤醒状态的儿童可能存在不同的情绪类型。我们使用 K-means 聚类算法来区分儿童情绪唤醒状态下的情绪类型，进而判断儿童的情绪类型是否与刺激材料的情绪类型一致。由于情绪刺激可分为积极情绪刺激和消极情绪刺激，因此将 K 设为 2，最大迭代次数设为 500，距离函数采用欧氏距离。我们首先对 144 个 ASD 样本进行 K-means 聚类，聚类结果如下：聚类 1 中有 89 个样本，占 61.8%；聚类 2 中有 55 个样本，占 38.2%，即 ASD 组有 89 个积极情绪样本，55 个消极情绪样本。

按照同样的处理方法，我们可以得到 TD 组有 105 个积极情绪样本和 72 个消极情绪样本。在每个情绪样本中，如果刺激材料的情绪类型与 K-means 识别出的情绪类型一致，则说明该样本的情绪被正确唤醒。据此，分别将 ASD 组和 TD 组中情绪唤醒正确和情绪唤醒错误的样本进行统计。根据儿童组别及情绪唤醒结果将儿童分为 4 类，如表 3.3 所示。在 ASD 组中，111 个样本被正确唤醒，33 个样本被错误唤醒。TD 组中，152 个样本被正确唤醒，25 个样本被错误唤醒。采用卡方检验，探究两组儿童情绪唤醒能力的差异，结果表明，两组儿童的情绪唤醒能力无显著性差异（χ^2=4.146，P=0.057）。

表3.3　各组情绪唤醒结果交叉表

组别	正确唤醒	错误唤醒	合计
ASD	111	33	144
TD	152	25	177
合计	263	58	321

根据信号检测理论，分别对 ASD 组和 TD 组儿童的情绪唤醒状态样本进行分析，计算击中率（积极情绪刺激唤醒积极情绪或消极情绪刺激唤醒消极情绪）和虚报率（消极情绪刺激唤醒积极情绪或积极情绪刺激唤醒消极情绪），如表 3.4 和表 3.5 所示。由表 3.4 可知，在积极情绪刺激下，ASD 组儿童情绪唤醒击中率和虚报率均高于消极情绪刺激，说明积极情绪刺激具有更强的唤醒能力。在表 3.5 中，在积极情绪刺激下，TD 组儿童情绪唤醒击中率和虚报率高于消极情绪刺激，同样说明积极情绪刺激具有更强的唤醒能力。

表3.4 ASD组情绪唤醒击中率和虚报率

项目	击中率（hit rate）		虚报率（false alarm rate）	
	M	SD	*M*	SD
积极情绪刺激	0.737	0.189	0.200	0.176
消极情绪刺激	0.432	0.203	0.147	0.187

表3.5 TD组情绪唤醒击中率和虚报率

项目	击中率		虚报率	
	M	SD	*M*	SD
积极情绪刺激	0.884	0.121	0.221	0.199
消极情绪刺激	0.716	0.180	0.042	0.084

接下来将击中率和虚报率转换为 d'（敏感度）和 β（判断标准），测试积极情绪和消极情绪刺激下两组儿童对不同情绪敏感度和判断标准的差异。ASD 组在两种情绪刺激下的 d' 无显著性差异（$t=1.573$，$P=0.125$），但是 β 存在显著性差异（$t=-2.270$，$P=0.029$，Cohen's $d=0.737$）。TD 组在两种情绪刺激下 d' 无显著性差异（$t=-0.398$，$P=0.693$），但是 β 存在显著性差异（$t=-4.327$，$P<0.01$，Cohen's $d = 0.404$）。从 t 检验的结果可以看出，在两种情绪刺激下儿童的敏感性没有差异，但情绪刺激类型对儿童的情绪唤醒状态有显著影响。

3.3.2 两组儿童对不同情绪表情的模仿能力

被试观看刺激性视频材料的同时，使用面部表情识别算法对所有被试进行实时面部表情识别，根据 3.2.2 描述的有效面部表情样本的定义方法，本研究中生成有效表情样本 279 个，其中 ASD 组有 117 个有效表情样本，TD 组有 162 个有效表情样本。在这些有效样本中，如果持续性表情帧（≥ 10 帧）的表情类型与刺激材料的表情类型一致，我们认为该样本为正确的表情模仿。据此，我们分别统计出 ASD 组和 TD 组中产生正确表情模仿和错误表情模仿的样本数。根据分组和表情模仿结果，我们将所有有效样本分为四类，如表 3.6 所示。在 ASD 组中，正确面部表情模仿样本数 23，错误面部表情模仿样本数 94；TD 组中，正确面部表情模仿样本数为 131，错误面部表情模仿样本数为 31。采用卡方检验，探讨 ASD 组和 TD 组儿童面部表情模仿能力的差异，结果表明，两组儿童面部表情模仿能力存在显著性差异（χ^2=102.911，$P<0.01$）。从表 3.6 可以看出，与 TD 组儿童相比，ASD 组儿童模仿他人面部表情时，产生了较少的正确模仿和较多的错误模仿，表明 ASD 组儿童表情模仿能力较差。同时，统计每个样本中算法第一次检测到持续性表情帧（≥ 10 帧）出现的延迟时间，结果发现，ASD 组样本持续性表情帧出现的延迟时间（M 为 358.675，SD 为 133.810）长于 TD 组（M 为 235.117，SD 为 70.398），表明 ASD 组儿童执行面部表情模仿存在困难。

表3.6　各组面部表情模仿结果交叉表

组别	正确模仿面部表情	错误模仿面部表情	合计
ASD	23	94	117
TD	131	31	162
合计	154	125	279

根据信号检测理论，分别对 ASD 组和 TD 组儿童的面部表情模仿情况做进一步分析，计算击中率（积极情绪刺激唤醒积极表情模仿或消极情绪刺激唤醒消极表情模仿）和虚报率（消极情绪刺激唤醒积极表情模仿或积极情绪刺激唤醒消极表情模仿），如表 3.7 和表 3.8 所示。由表 3.7 和表 3.8 可知，TD 组中，在积极情绪刺激下击中率和虚报率均高于消极情绪刺激，表明 TD 组儿童对积极表情的模仿能力更强。与 TD 组相似，ASD 组儿童模仿积极表情的能力也强于消极表情。

表3.7 ASD组面部表情模仿击中率和虚报率

项目	击中率		虚报率	
	M	SD	M	SD
积极情绪刺激	0.168	0.203	0.095	0.181
消极情绪刺激	0.074	0.137	0.032	0.075

表3.8 TD组面部表情模仿击中率和虚报率

项目	击中率		虚报率	
	M	SD	M	SD
积极情绪刺激	0.832	0.167	0.253	0.174
消极情绪刺激	0.547	0.289	0.074	0.119

同时，我们将击中率和虚报率转换为d'（敏感度）和β（判断标准），对两组儿童的d'和β数据进行t检验，检查在这两种情绪刺激下，两组儿童对不同情绪的敏感度和判断标准差异。在ASD组中，两种情绪刺激下的d'（$t = 0.564$，$P= 0.576$）和β（$t = 1.302$，$P= 0.201$）均无显著性差异，表明ASD儿童对两种情绪刺激的敏感性无显著性差异，情绪刺激类型对表情模仿结果影响不明显。在TD组中，两种情绪刺激下的d'（$t = 0.436$，$P= 0.666$）无显著性差异，但两种情绪刺激下的β值（$t = -3.014$，$P= 0.005$）具有显著性差异，表明两种情绪刺激下儿童的敏感性没有显著性差异，但情绪刺激类型对TD组儿童表情模仿结果有显著性影响。

3.3.3 两组儿童在不同情绪刺激下的认知共情能力

本研究基于PASS理论的学龄前儿童认知评估体系设置互动性问题，考查了儿童对视频中空间环境、人物角色及情绪的识别与认知能力，同时考查儿童对人物关系、事件原因、人物动作的推理和预测能力，根据儿童对问题的答题得分评估其认知共情能力。空间环境认知、人物角色认知及情绪认知能力属于简单的信息加工任务，而原因推理、动作预测能力属于复杂信息加工任务。数据统计结果显示，ASD 组儿童答题正确率为48.2%，TD 组儿童答题正确率为 92.9%，相比较而言，ASD 组儿童的认知共情能力较差。ASD 组中，简单信息加工任务的答题正确率为 68.2%，复杂信息加工任务的答题正确率为 28.2%，表明 ASD 组儿童较差的认知共情能力主要体现在复杂信息加工任务上。

接下来分别对 ASD 组和 TD 组儿童在情绪唤醒正确和情绪唤醒错误状态下的认知效果进行配对样本 t 检验，结果如表 3.9 所示。由表 3.9 可知，在两种不同的情绪唤醒状态下，ASD 组儿童的认知结果存在显著性差异（$t=5.504$，$P<0.01$，Cohen's $d = 0.178$），情绪正确唤醒状态下的认知效果更好。另外，从表 3.9 中发现，TD 组儿童在两种不同的情绪唤醒状态下的认知结果也存在显著性差异（$t= 5.929$，$P<0.01$，Cohen's $d = 0.379$），情绪正确唤醒状态下的认知效果更好。研究结果初步表明，情绪是否正确唤醒可能是影响认知效果的重要因素，情绪正确唤醒对认知效果有积极的促进作用。ASD 组和 TD 组研究结果的一致性表明，从情绪自动感知到认知共情阶段，ASD 组表现正常。

接下来，分别对两组儿童在面部表情正确模仿和面部表情错误模仿状态下的认知效果进行配对样本 t 检验。由表 3.9 可知，ASD 组儿童在两种模仿状态下的认知结果无显著性差异（$t= -1.189$，$P=0.250$），TD 组儿童在两种模仿状态下的认知结果有显著性差异（$t= 14.571$，$P<0.01$，Cohen's $d =0.926$）。ASD 组和 TD 组的研究结果并不一致，表明从认知共情到面部表情模仿阶段，ASD 组表现异常。

表3.9 两组儿童在不同情绪唤醒状态和表情模仿状态下的认知数据配对样本t检验

配对		成对差分					t	df	Sig. (2-tailed)
		均值	标准差	均值的标准误差	差分的95%置信区间				
					下限	上限			
Pair 1**	ASD_CECEA &ASD_ CEICEA	1.105	0.875	0.200	0.683	1.527	5.504	18	0.000
Pair 2**	TD_CECEA & TD_CEICEA	0.894	0.657	0.151	0.577	1.211	5.929	18	0.000
Pair 3	ASD_CEFEI & ASD_ CENFEI	−0.315	1.157	0.265	−0.873	0.241	−1.189	18	0.250
Pair 4**	TD_CEFEI & TD_CENFEI	1.789	0.535	0.122	1.531	2.047	14.571	18	0.000

注：ASD = 自闭症谱系障碍（autism spectrum disorder）；TD = 典型发展（typically developing）；

ASD_CEFEI = 自闭症组儿童存在面部表情模仿时的认知效果（the cognitive effects of the ASD group under the condition of facial expression imitation）；

ASD_ CENFEI = 自闭症组儿童不存在面部表情模仿时的认知效果（the cognitive effects of the ASD group under the condition of no facial expression imitation）；

TD_CEFEI = 典型发展组儿童存在面部表情模仿时的认知效果（the cognitive effects of the TD group under the condition of facial expression imitation）；

TD_ CENFEI = 典型发展组儿童不存在面部表情模仿时的认知效果（the cognitive effects of the TD group under the condition of no facial expression imitation）；

ASD_CECEA = 自闭症组儿童产生正确情绪唤醒时的认知效果（the cognitive effects of ASD group in condition of correct emotional arousal）；

ASD_CEICEA = 自闭症组儿童未产生正确情绪唤醒时的认知效果（the cognitive effects of ASD group in condition of incorrect emotional arousal）；

TD_CECEA = 典型发展组儿童产生正确情绪唤醒时的认知效果（the cognitive effects of TD group in condition of correct emotional arousal）；

TD_CEICEA = 典型发展组儿童未产生正确情绪唤醒时的认知效果（the cognitive effects of TD group in condition of incorrect emotional arousal）；

** 表示 $P<0.01$。

3.4　讨论

本研究收集了 ASD 组儿童和 TD 组儿童共情条件下的生理数据（EDA 数据）、行为数据（面部表情数据）和认知水平数据，对比两组儿童共情过程中数据层面的不同表现和特点，进而对 ASD 儿童共情条件下生理、行为和认知特异性进行研究，为 ASD 儿童的早期识别提供参考和依据。

3.4.1　自闭症儿童情绪共情能力发展特点

情绪共情能力可从情绪自动感知能力和面部表情模仿能力两方面进行测量。研究统计出各组内情绪正确唤醒的样本数、情绪错误唤醒的样本数、面部表情正确模仿的样本数和面部表情错误模仿的样本数，接下来对各组数据进行卡方检验，探索 ASD 组儿童和 TD 组儿童的情绪自动感知能力是否存在显著性差异，探索 ASD 组儿童和 TD 组儿童的面部表情模仿能力是否存在显著性差异；通过信号检测理论中击中率和虚报率，以及 d'（敏感度）和 β（判断标准）的计算，分析 ASD 组和 TD 组儿童对情绪刺激材料的情绪偏好。研究结果如下：①通过卡方检验发现，两组间情绪唤醒能力无显著性差异，但表情模仿能力存在显著性差异。②根据信号检测理论，情绪刺激类型对两组儿童的情绪唤醒状态有显著性影响，积极的情绪刺激比消极的情绪刺激表现出更强的情绪唤醒能力，此外，两组儿童模仿积极表情的能力强于消极表情。因此，与情绪自动感知能力相比，ASD 儿童与 TD 儿童的面部表情模仿能力差异更大，ASD 儿童的情绪共情缺陷主要体现在较差的面部表情模仿能力；与 TD 儿童相同，正向情绪材料较之负向情绪材料更容易诱发 ASD 儿童的情绪共情。

已有研究认为，情绪自动感知能力是对他人情绪的分享，这种情绪分享是自发产生的，不受人为控制，情绪自动感知能力是共情最基础、普遍存在的形式。因此，本实验中 ASD 儿童和 TD 儿童情绪唤醒能力差异不明显。另一方面，Chen 的研究表明，ASD 儿童在手势模仿、手指模仿、口面模仿等几种模仿形式中,口面模仿难度最大,模仿成绩最低[125]。王广帅等人通过对 ASD 儿童情绪面孔识别过程进行眼动追踪,发现 ASD 儿童在面部表情认知与加工方面存在缺陷[126]。Decety 发现在执行模仿任务时,ASD 组儿童镜像神经系统皮质活动强度弱于 TD 组儿童,镜像神经元的作用是帮助人类通过观察产生具身模仿行为,镜像神经系统帮助个体在社交活动中模仿他人的表情,而 ASD 儿童在观看面部表情时,镜像神经元系统并没有产生相应的激活,表明 ASD 个体镜像神经元系统受到损害[127],导致其模仿能力差。以上研究结果解释了实验中 ASD 儿童存在较差的面部表情模仿能力的原因。ASD 儿童与 TD 儿童在执行模仿任务时,正向情绪更容易引发 ASD 儿童的情绪共情。

因此,可以推断,ASD 儿童情绪共情能力缺陷主要体现为较差的表情模仿能力,他们更倾向于模仿正向情绪表情。表情模仿能力缺陷与他们镜像神经元系统受损有关,在 ASD 儿童情绪共情能力的干预过程中,要针对模仿能力进行训练,鼓励他们通过表情的模仿进行情感的表达。同时,ASD 儿童和 TD 儿童面部表情模仿能力差异较大,面部表情模仿能力可能成为 ASD 儿童早期识别的有效行为指标。

3.4.2 自闭症儿童认知共情能力发展特点及其与情绪共情的关系

本研究基于 PASS 理论测量儿童认知共情能力,通过实验数据发现:① ASD 组儿童的答题正确率为 48.2%,TD 组儿童的答题正确率为 92.9%,ASD 组儿童认知共情能力较差;ASD 组中,简单信息加工任务的答题正确率为 68.2%,复杂信息加工任务的答题正确率为 28.2%,表明 ASD 组儿童较差的认知共情能力主要体现在复杂信息加工任务上。②在情绪正确唤醒和未正确唤醒两种状态下,对两组儿童的认知结果进行配对样本 t 检验,均发现显著性差异,表明情绪是否正确唤醒是认知结果的影响因素,并对认知结果有正向的促进作用,ASD 组和 TD 组结果的一致性表明从情绪自动感知到认知共情阶段,ASD 组的表现正常。③在产生面部表情模仿和未产生面部表情模仿两种情况下,对两组儿童的认知结果进行配对样本 t 检验，在 ASD 组没有发现显著性差异，而 TD 组有显著性差异，表明 ASD 组在认知共情到面部表情模仿阶段表现异常。这些研究结果表明，与 TD 组相比较，ASD 组儿童认知共情能力较差，ASD 儿童存在认知共情缺陷；ASD 组儿童情绪共情中的情绪自动感知能力影响其认知共情能力，对认知共情有正向促进作用。ASD 组儿童从情绪自动感知到认知共情阶段表现正常，但从认知共情到面部表情模仿阶段表现异常。因此，在研究情绪共情能力与认知共情能力关系时，需将情绪共情拆分为情绪自动感知和面部表情模仿两个层次进行研究，ASD 组中情绪共情与认知共情能力之间的相互关系是多层次的。认知能力缺陷是自闭症共情缺陷的主要特征。共情过程的两个阶段以及各组在每个阶段的表现如图 3.6 所示。

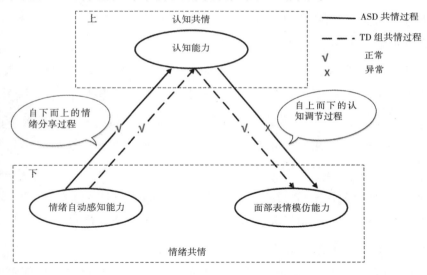

图 3.6　共情过程的两个阶段以及各组在每个阶段的表现

已有研究认为，共情是自下而上的情绪分享过程和自上而下的认知调节过程互相作用的结果 [128]。Fan 和 Han 等人通过脑电数据研究发现共情过程分为早期的情绪分享和晚期的认知调节 [129]。本研究中，情绪唤醒能力即情绪自动感知能力，是对他人情绪的分享，这种情绪分享是自发产生的，属于生理层面，不受人为控制，因此从情绪共情到认知共情是一个自下而上的过程，实验结果显示，两组儿童在不同情绪唤醒状态下的认知效果均存在显著性差异，两组结果的一致性表明，从情绪自动感知到认知共情阶段，ASD 组的表现正常，表明 ASD 儿童共情过程中存在正常的自下而上的情绪分享过程。Decety 的研究表明共情始于情绪自动感知，但共情最终的产生需要认知因素自上而下地对情绪共情产生调节 [127]。从物种演化和个体发展的角度，情绪共情产生于认知共情之前，情绪分享在认知共情的调节作用下出现了共情关注、面部表情模仿等不同的表现形式，而本研究中 TD 儿童是否产生面部表情模仿的认知效果存在显著性差异，而 ASD 儿童不存在显著性差异，这种不一致性说明从认知共情到面部表情模仿阶段 ASD 组的表现存在异常，呈现出了 ASD 儿童共情过程中异常的自上而下的认知调节过程。共情的自下而上和自上而下的两个过程是彼此联系、相互影响的，正常的社交活动需要这两个过程均衡发展并相互配合，否则会产生共情缺陷，影响正常的社会生活。

同时，实验结果表明 ASD 组儿童认知共情能力较差，主要体现在复杂信息加工任务上。有研究提出，在简单的信息加工任务上（包括注意、简单记忆、简单语言、概念辨别和视觉空间领域），自闭症个体几乎等同于正常个体的表现，但在复杂信息加工任务（技巧性动作、复杂记忆、复杂语言、概念形成和问题解决）上，自闭症个体表现相对落后 [130]。Minshew 和 Golestein 曾经提出一个自闭症"复杂信息加工缺陷"的理论 [131]。弱中心统合理论（weak central coherence）认为：自闭症个体的认知加工是局部和片段的，他们过分关注事物的细节，无法把局部信息整合起来形成一个有意义的整体 [132]，这导致他们在简单任务上表现较好，而在复杂任务上表现较差。本研究中，空间环境认知、人物角色认知及情绪认知能力属于简单的信息加工任务，而原因推理、动作预测能力属于复杂信息加工任务，因此，我们推测 ASD 组儿童认知共情能力较差，主要体现在复杂信息加工任务上。

本研究推测 ASD 儿童存在认知共情缺陷，主要体现在复杂信息加工任务上，ASD 儿童的共情过程存在正常的自下而上的情绪分享过程和异常的自上而下的认知调节过程，导致其情绪分享和认知调节过程失调。认知共情能力可能是区分 ASD 儿童和 TD 儿童的有效指标，其中，复杂信息加工能力可能具有更好的区分度。

3.5　本章小结

在本章中，为了研究 ASD 儿童共情条件下生理、行为和认知能力的特异性，我们分别收集并对比了 ASD 组儿童和 TD 组儿童共情条件下的 EDA 数据（生理数据）、面部表情数据（行为数据）和认知水平数据，找出两组儿童共情过程中差异性显著的数据，为 ASD 儿童的早期识别提供参考和依据。

我们通过对 ASD 儿童和 TD 儿童共情过程中生理信号、面部表情和认知水平等多模态数据的分析，得到以下几点结论：① ASD 儿童存在认知共情缺陷，主要体现在复杂信息加工缺陷；认知共情可能是区分 ASD 儿童和 TD 儿童的有效指标，其中，复杂信息加工能力可能具有更好的区分度。② ASD 儿童情绪共情能力缺陷主要体现为较差的表情模仿能力，他们更倾向于模仿正向情绪表情。正向面部表情模仿能力可能成为 ASD 儿童早期识别的有效行为指标。综上所述，本研究发现，ASD 儿童在共情条件下其行为和认知数据存在特异性，其中 ASD 儿童和 TD 儿童的行为数据（面部表情数据）和认知数据存在显著性差异，可能是区分 ASD 儿童和 TD 儿童的有效指标，为第 4 章基于单模态数据（行为或认知数据）的自闭症儿童识别研究提供基础。

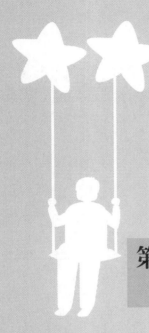

第 4 章　基于单模态数据的自闭症儿童识别方法

　　自闭症儿童的早期识别能够显著改善预后，但传统的识别方法（观察、访谈、量表测量、问卷调查等）都依赖于人工判断，过程耗时且需要复杂的操作流程和专业的操作主体，完成诊断的时间效率低，准确性也难以保证。人工判断的低效率和诊断结果的不确定性要求我们寻求智能化识别工具来支持临床实践。随着移动互联网、智能传感器、云计算等信息通信技术的发展，人工智能技术越来越多地应用于医学、教育领域[21]。将机器学习和智能传感器数据用于自闭症的早期识别，是一种简单、低成本的识别方法，在区分 ASD 儿童和 TD 儿童方面显示出良好前景。例如，Tariq 等人[22]利用机器学习算法对儿童家庭视频进行分析，获得了较高的 ASD 识别精度，并极大提升了识别效率。Zunino 等[133]使用递归深度神经网络对儿童执行某项动作任务的视频进行了分析，能够准确区分 ASD 和 TD 儿童。Jiang 和 Francis[134]提出了一种基于眼动数据的机器学习方法来区分 ASD 和 TD，分类准确率达到 86%。因此，在人工智能技术快速发展的背景下，智能化的识别方法应运而生，它能够从历史数据中获取经验并验证新数据进而给出判断结果，具有高效、便捷、低成本等特点，有助于改善临床实践。

　　研究人员提出了多种理论模型，从不同角度解释 ASD 个体的行为或认知异常，可以作为 ASD 早期识别的理论基础。从社会认知的角度看，有心理理论和弱中央统合理论。从神经心理学的角度来看，有碎镜理论。基于上述理论，本书第 3 章对自闭症儿童的共情能力进行研究，研究在共情条件下 ASD 儿童的生理、行为和认知能力特异性，发现 ASD 儿童和 TD 儿童的行为数据和认知数据存在显著性差异，可能是区分 ASD 儿童和 TD 儿童的有效指标，本章将使用行为数据或认知数据等单模态数据，并结合机器学习算法，进行 ASD 儿童的早期识别研究，希望对临床实践有所帮助，减轻患儿痛苦和家庭负担。

4.1 研究对象与方法

4.1.1 研究对象

本研究所采集的数据来自两组儿童：① 50 名 3 ～ 6 岁的 ASD 儿童（M=4 岁 6 个月，SD = 9 个月），来自特殊教育学校；② 50 名 3 ～ 6 岁 TD 儿童（M =4 岁 8 个月，SD = 7 个月），来自普通幼儿园。对象入组标准：①实验组儿童由专业儿科医师确诊为 ASD，满足美国精神疾病分类 DSM－V 的诊断标准，除自闭症外不存在其他精神类疾病及发展障碍；②对照组儿童经体格检查和精神检查，行为表现正常，无智力、多动、自闭等行为问题及病史；③两组儿童之间不存在性别和年龄上的显著性差异。在实验项目开始前，研究人员向参加实验的儿童父母告知了实验目的、实验任务和实验流程，儿童父母签署了书面的知情同意书，以便后续研究的顺利进行。

4.1.2 实验材料和实验程序

本书第 3 章研究发现，正向情绪能够更好地刺激儿童的共情能力，因此在第 4 章的研究中，使用正向情绪刺激材料（搞笑视频）唤起儿童的情绪状态。在初始素材库中，共有 10 段正向情绪刺激材料，在 40 名 TD 儿童（3 岁、4 岁、5 岁、6 岁儿童各 10 名）中试测儿童对每段正向情绪刺激材料的反应，记录播放每段情绪刺激材料时，出现笑脸表情的儿童个数，挑选出激发最多儿童出现笑脸表情的视频作为实验中使用的刺激材料。该刺激材料的内容为在日常生活场景下，妈妈逗小宝宝吃东西的搞笑视频，视频持续时长 23 s，前 10 s 是黑屏，用于初始化儿童情绪状态，后 13 s 为搞笑视频，激发儿童的共情体验。该视频包含人物的面部表情、动作和语音信息，属于社会性信息刺激，通常 TD 儿童具有社会性信息注意偏好，而 ASD 儿童具有非社会性偏好，他们对无意义的局部和细节信息存在偏好，如对背景性信息和限制性兴趣类物体（旋转的车轮、排列成行的火车等）的持续性关注，因此，本研究在社会性信息和非社会性信息同时存在的竞争条件下，分析两类儿童对不同类型信息的觉察、加工方式的异同。社会性信息和非社会性信息的呈现方式如图 4.1 所示。

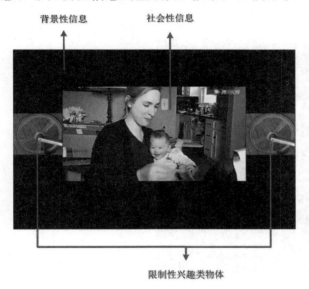

图 4.1　实验材料中各种信息的呈现方式

　　本实验的目的是分析共情条件下儿童的行为或认知数据，通过 ASD 和 TD 儿童在行为或认知方面的差异，达到识别 ASD 儿童的目的。其中，本研究中使用的行为数据包括儿童面部表情数据和眼动数据，认知数据包括儿童回答社会性问题的答案及反应时。通过采集儿童观看视频刺激材料时的眼动数据和面部表情数据，可以分析儿童的社会注意偏好和表情模仿能力[135-136]。通过儿童对社会认知问题的回答，可以分析儿童的社会认知能力[137]。在学校教师陪同下，每个被试单独进行实验，ASD 组和 TD 组在设置相同的实验环境下完成实验任务。实验过程中使用到的硬件设备包括计算机（显示情绪刺激材料和社会性认知问题）、摄像设备（采集被试的面部表情）和 Tobii 眼动仪（采集被试的眼动数据），所有数据采集设备均为非侵入性设备。实验开始时，首先使用 Tobii 眼动仪对儿童的双眼进行平视 5 点校准，然后播放情绪调整视频片段——10 s 黑屏，初始化儿童的情绪状态，接下来播放 13 s 的共情情绪刺激材料，并同步记录儿童的面部表情数据和眼动数据，情绪刺激材料播放完毕之后，进入认知共情水平测试环节，记录儿童认知得分数据和认知反应时数据。实验现场图及实验流程如图 4.2 所示。

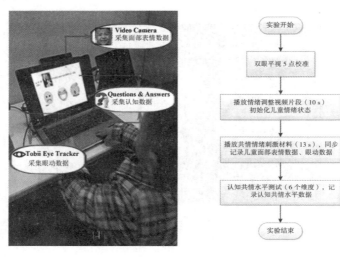

图 4.2　实验现场图及实验流程

4.1.3　研究方法

本研究分别使用面部表情数据、眼动数据、认知得分数据和认知反应时数据自动识别 ASD 儿童。在数据采集阶段，使用非侵入性传感器采集多模态数据，包括 Tobii 眼动仪、摄像机和个人电脑。在特征提取阶段，利用 K-means 算法对眼睛注视点坐标进行聚类，提取每个聚类中的注视点出现频率将其作为眼动特征；利用融合卷积神经网络和尺度不变特征变换的面部表情识别算法，提取每个时间间隔中包含微笑表情的帧数将其作为面部表情特征；通过直方图差值运算提取认知得分数据特征和认知反应时数据特征。最终，将这四种模态的数据分别送入机器学习分类算法中进行分类处理，对各种模态数据的识别精度进行比较和分析，并对各模态数据之间的互补性进行分析。

4.1.4　形式化定义

在研究中，我们分别采集了 ASD 组儿童和 TD 组儿童的面部表情数据、眼动数据、认知得分数据和认知反应时数据用于 ASD 儿童的识别。ASD 儿童的识别研究属于一个二分类问题，其形式化定义如下：

ASD 儿童的识别可定义为学习预测函数 c，

$$c(f_1, f_2, \cdots, f_s) = \begin{cases} 1, & \text{儿童被识别为ASD。} \\ 0, & \text{儿童被识别为TD。} \end{cases}$$

其中，$f_1, f_2, \cdots, f_s$ 代表从面部表情数据、眼动数据、认知得分数据或认知反应时数据中提取的数据特征。

本研究中，ASD 儿童的识别属于一个基于面部表情数据、眼动数据、认知得分数据和认知反应时数据的二分类问题，使用学习预测函数，可以将 ASD 儿童从 TD 儿童中识别出来。在识别过程中，有两个待解决的问题：①如何提取各模态数据的特征；②如何利用这些特征进行分类以及分类模型的选择。特征提取是从数据中提取有效信息，通常用结构化的数学形式进行描述。ASD 和 TD 儿童的差异可以通过不同的特征来体现。

4.2　数据特征的提取方法

现实生活中，人们通常会根据事物具有的特点对事物进行分类，而事物的这些特点可以通过数据或属性进行刻画，刻画事物特点的数据或属性被称为特征。

人工智能系统中，特征是执行分类任务过程中非常重要的概念。对同样的事物，我们可以提取出不同的特征，但不同的特征对应不同的分类结果，因此，特征对于分类器的分类精度影响很大。根据事物和数据的特点，结合事物之间的类别差异，并在此基础上设计出能够有效分类的特征，这个过程被称为特征提取。特征提取过程放弃数据的原始特征，在现有数据集中创建新特征，并减少数据集中的特征数量，最终构成新的简化特征集。简化的特征集能够表征原始特征集中的大部分数据信息，具有同类样本不变性、不同样本鉴别性、对噪声的鲁棒性等特点。

4.2.1 眼动数据特征的提取

大量研究表明，ASD 儿童对于社会性信息和非社会信息具有非典型的注意和处理模式[138]。ASD 儿童在整合社会性线索表达的信息时存在困难，如他们很难将人物眼睛注视、头部姿态和身体方向等信息整合在一起[139]，当他们处于复杂环境时，他们发现社会性目标的速度很慢[140]。ASD 儿童非典型的注意和加工模式反映在不同信息区域的注视点数量上，如 ASD 儿童在非社会性信息区域的注视点个数通常多于社会性信息区域的注视点个数，而 TD 儿童在社会性信息区域的注视点个数多于非社会性信息区域的注视点个数[141]。同时，ASD 儿童会对限制性兴趣类物体给予持续的关注，在该区域会出现较多的注视点个数[142]。因此，本研究通过统计不同信息区域的注视点个数识别 ASD 儿童。

存在眼动注视点的区域通常被称为眼动兴趣区（areas of interest，AOI），研究者可以在兴趣区内分析被试注视点个数、眼跳距离、瞳孔直径、兴趣区间的转换概率等指标[143]，在以往的研究中，兴趣区的大小、位置和形状根据研究目的和研究者的经验而定，例如，当研究 ASD 儿童观看卡通人物面部、眼睛、嘴巴的视觉加工特点时，研究人员根据经验确定出一些规则的圆形或者方形区域代表面部、眼睛、嘴巴兴趣区域，如图 4.3 所示。

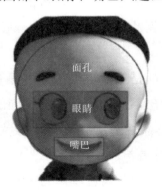

图 4.3　规则形状兴趣区

但是在正常的社交情景下，AOI 的分布是随机的、零散的，如果不做数据的统计和分析，AOI 的人工划分是不可靠的。为了得到更准确的划分结果，本研究采用了数据驱动的方法对 AOI 进行自动化分。

注视点数据本质上是注视点的坐标，在某区域内，注视点个数越多，表示儿童对该区域信息越感兴趣，因此可以根据注视坐标和注视点个数划分不同的 AOI。本书采用 K-means 算法对儿童的注视点进行聚类，将所有注视点聚成 K 类，即 K 个兴趣区，统计每个兴趣区内注视点的分布频率，K 个分布频率即为 K 个眼动特征。其中，各兴趣区内注视点的分布频率 = 该区域内注视点个数 / 注视点总数。二元变量 $r_{nk} \in \{0, 1\}$ 表示注视点 n 与聚类 k 的关系，如果注视点 n 属于聚类 k，则 r_{nk} 的值为 1，否则 r_{nk} 的值为 0。因此，损失函数 J 可以定义为

$$J = \sum_{n=1}^{N} \sum_{k=1}^{K} r_{nk} \left\| n - \mu_k \right\|^2 \tag{4.1}$$

式（4.1）中，μ_k 为聚类 k 的聚类中心，J 代表各注视点到聚类中心距离的平方和。K-means 执行迭代算法得到最优的 r_{nk} 和 μ_k。迭代算法的描述如下。

（1）在损失函数 J 最小化情况下，计算线性函数 r_{nk}。对于给定的注视点 n 和聚类中心 μ_k，将注视点 n 分配给最近的聚类区域。

$$r_{nk} = \begin{cases} 1 & k = \arg\min \left\| n - \mu_k \right\|^2 \\ 0 & \text{其他} \end{cases} \tag{4.2}$$

（2）根据 r_{nk} 的值，可以得到使损失函数 J 值最小的聚类中心 μ_k。J 是关于 μ_k 的二次函数，当 J 关于 μ_k 的导数为 0 时，可得等式（4.3）：

$$\sum_{n=1}^{N} r_{nk} (x_n - \mu_k) = 0 \tag{4.3}$$

因此，μ_k 的计算方法如下：

$$\mu_k = \frac{\sum\limits_{n=1}^{N} r_{nk} x_n}{\sum\limits_{n=1}^{N} r_{nk}} \tag{4.4}$$

迭代步骤（1）和步骤（2）直至 μ_k 收敛，此时的 μ_k 为最优的聚类中心。

在研究过程中，将 k 分别设置为 8，12，16，20，并分别通过 K-means 算法聚类成不同的 AOI，如图 4.5 所示。k 的最终取值由实验结果而定。与传统的 AOI 划分方法相比，使用 K-means 算法进行兴趣区的划分是基于数据驱动的方法，因此提取的特征更加准确和客观。眼动特征可以表示为 E_1，E_2,…，E_k，其中 E_1 为第一个聚类区域内注视点的分布频率，E_k 为第 k 个聚类区域内注视点的分布频率。

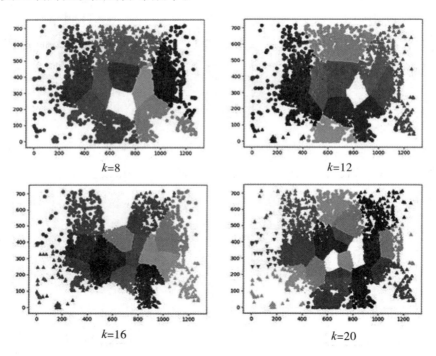

图 4.4　K-means 算法聚类出的兴趣区

4.2.2　儿童面部表情特征的提取

在共情条件下,ASD 儿童和 TD 儿童的面部表情模仿能力存在显著差异。本研究中,儿童接受正向情绪刺激材料(搞笑视频)的情绪刺激,同时采集儿童的面部表情,从而评估共情条件下儿童自发性面部表情模仿情况,评估儿童的表情模仿能力。在计算机视觉领域,有许多成熟的面部表情识别(facial expression recognition,FER)算法可以用来分析儿童的面部表情。鉴于研究中使用的刺激材料的情绪类型以及研究目的,本研究中仅使用 FER 算法识别儿童的笑脸表情。以每 40 帧作为一个时间间隔,将每段时间间隔内包含笑脸表情的帧数作为面部表情特征,可表示为 F_1, F_2,$\cdots$, F_i,F_1 为第 1 段时间间隔内的笑脸表情帧数,F_i 为第 i 段时间间隔内的笑脸表情帧数。

通过对多种 FER 算法识别结果的对比,我们选用融合卷积神经网络(convolutional neural networks,CNN)和尺度不变特征变换(scale invariant feature transform,SIFT)的面部表情识别算法检测儿童的面部表情[144]。该方法将 SIFT 和 CNN 各自的优势相结合,提升了使用传统 SIFT 特征提取方法的识别精度,也避免了 CNN 对训练数据量的需求。在识别过程中,分别使用了传统 SIFT 和密集 SIFT 两种方法对表情特征进行描述,并分别与 CNN 模型相结合,具体方法如图 4.5 所示。首先,SIFT 模型和密集 SIFT 模型都分别进行训练和评估,原始图像经过 CNN 处理,然后 SIFT 特征和密集 SIFT 特征分别与 CNN 特征进行合并,其中,CNN 特征和 SIFT 特征的全连接层同时训练,在 CNN 训练过程中,SIFT 特征有助于 CNN 从 SIFT 中学习不同的特征表示,使 CNN 和 SIFT 相互补充,SIFT 特征、密集 SIFT 和 CNN 特征结合使用能够提高算法面部表情识别性能。

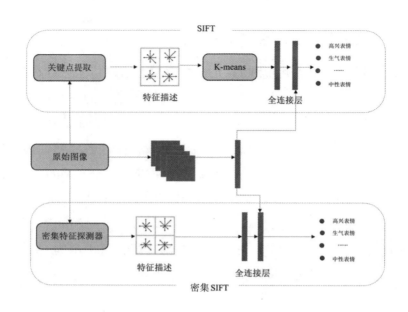

图 4.5　表情识别方法

具体描述如下。

（1）预处理。首先将所有图像的尺寸标准化为 48×48 像素。为了使模型在噪声和旋转性能上更鲁棒，使用线性变换数据增强技术将每个图像放大 10 倍，最后将所有图像归一化，使其均值和单位方差均为零。

（2）CNN 模型结构。该方法构建了自定义的 CNN 网络结构，包括 6 个卷积层、3 个最大池化层和 2 个全连接层。每 2 个卷积层之后是一个最大池化层，每添加一个最大池化层，下一个卷积层卷积核的数量就会加倍，因此，6 个卷积层卷积核的数量分别为 64、64、128、128、256、256，卷积核大小为 3×3。最大池化层的尺寸为 2×2，其作用是提供平移不变性，并减少深层计算量。全连接层包含 2 048 个神经元，它们被链接为一个完全连接的层。每个最大池化层和全连接层之后是一个 Dropout 层，用来降低网络过拟合的风险，最后是具有 7 个输出的 SoftMax 层。

（3）关键点提取和识别结果。SIFT 可以用于从面部图像中提取关键点[145]，以关键点为中心取 16×16 的邻域作为采样窗口，将相对方向的采样点与特征点通过高斯加权后归入包含 8 个 bin 的方向直方图，最后获得

$4 \times 4 \times 8$ 的 128 维特征描述子。为了在分类中使用关键点描述子，需要固定大小的向量，为此，使用 K-means 将描述子进行聚类。经过多次尝试，发现 K 的最佳大小为 2 048。K 向量被输入大小为 4 096 的全连接层，然后进行 Dropout，最后将输出结果与 CNN 模型合并。

密集 SIFT 不需要从面部图像中提取关键点。密集 SIFT 将图像划分为相等的像素区域，每个区域的大小为 12×12 像素，可为图像生成 16 个区域。SIFT 描述子遍历所有 16 个区域，每个区域由 128 个特征进行描述，整个图像总共产生 2 048 个特征。密集SIFT- CNN 的网络结构如图 4.6 所示。

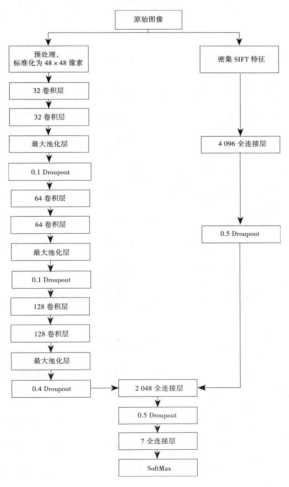

图 4.6　密集 SIFT- CNN 网络结构

为了提高模型的准确性，使用求和平均的方法融合 CNN、SIFT–CNN、密集 SIFT– CNN 的输出，输入图像 x 中包含表情 e 的概率为

$$P(e\,|\,x) = \frac{A(e\,|\,x) + B(e\,|\,x) + C(e\,|\,x)}{3} \qquad (4.5)$$

其中，A 表示仅使用 CNN 的输出结果，B 表示使用 SIFT–CNN 的输出结果，C 表示使用密集 SIFT– CNN 的输出结果。由于每个模型的最后一层都是 SoftMax 层，因此输出限制在 0 到 1 的范围内。最终识别出的表情是最大概率值对应的表情：

$$Y(x) = \arg\max P(e\,|\,x) \qquad (4.6)$$

4.2.3　认知数据特征的提取

早期研究发现，与 TD 儿童相比，ASD 儿童存在中央统合能力缺陷，使他们在认知过程中倾向于关注局部和细节信息，难以将局部和细节信息整合成有意义的整体，导致他们存在认知困难和认知偏差，例如：ASD 儿童在整合社会性线索表达的信息时存在困难，他们很难将人物眼睛注视、头部姿态和身体方向等信息整合在一起，当他们处于复杂环境时，他们发现社会性目标的速度很慢。因此，本研究以基于社会性信息的社会认知问题和回答问题的反应时间作为特征来描述两组儿童的认知差异。每个参与者在观看完视频后必须回答 6 个社会性认知问题，所以采集到的原始数据中有 14 个特征，分别对应 6 个答案，6 个反应时间，1 个答题总分和 1 个总反应时间。

数据采集完毕后，对所有儿童的认知特征值进行最小 – 最大归一化。接下来，通过直方图差值操作进行特征选择，从原来的 14 个认知特征中挑选出最能体现 ASD 儿童和 TD 儿童认知水平差异的特征。首先提取每个儿童的认知直方图，将所有 ASD 儿童的对应特征上的数值进行累加，如图 4.7（a）所示；x 轴表示 14 个社会认知特征，y 轴表示每个特征的累加值。将所有 TD 儿童的对应特征上的数值进行累加，如图 4.7（b）所示；x 轴表示 14 个社会认知特征，y 轴表示每个特征的累加值。接下来计算两组儿童

对应特征上累加值的差值，如图 4.7（c）所示。最后，计算两组儿童对应特征上累加值差值的绝对值，如图 4.7（d）所示。从图 4.7（d）中可以看出，识别能力最强的特征序号为 3，5，1，7，2，6，10，因此可以选择这些对应的特征进行模型训练和分类。

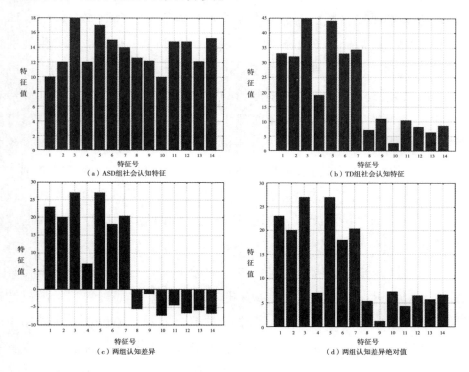

图 4.7　ASD 儿童和 TD 儿童的社会认知特征直方图及其差异

4.3　实验与分析

4.3.1　分类和测试方法

本研究中，共有 100 名儿童（50 名 ASD 儿童和 50 名 TD 儿童）完成数据采集，每个儿童的数据即为一个需要参与分类任务的数据样本，每个样本中包含了眼动数据、面部表情数据、认知得分和认知反应时数据。解决分类问题的方法包括基本的分类方法和集成学习方法，其中基本的分类方法有支持向量机、人工神经网络、k 近邻、朴素贝叶斯、决策树、线性判别分析等；集成学习方法组合了基本分类器，包括随机森林、adaboost、xgboost 等。本研究选择了四种分类器执行分类任务，介绍如下。

（1）线性判别分析（linear discriminant analysis，LDA）。线性判别分析，也称 Fisher 线性判别，是由 Fisher 提出的一种经典的线性学习方法，用于处理二分类问题。线性判别分析的基本原理如下：给定一个训练样本集，将其中所有样本投影到一条直线上，使同一类别的样本投影点尽可能接近，不同类别的样本投影点尽可能远离；当对新样本进行分类时，将新样本投影到直线上，然后根据新样本投影点的位置确定新样本的类别[146]。与其他分类方法相比，LDA 不需要调整模型参数，不涉及学习参数和权重优化问题以及选择神经元激活函数等问题，同时 LDA 具有较好的推广性能，计算效率优于其他分类器。

（2）随机森林。随机森林是一种集成分类器，它包含多个决策树，能够避免当决策树深度过大时，造成的过拟合现象。它通过数据的随机性选取，以及待选特征的随机选取，来消除过拟合问题。随机森林可以用于回归和分类任务，并且能够分析模型的输入特征的相对重要性。随机森林算法被认为是一种非常方便且易于使用的算法，因为它默认的超参数通常会产生一个很好的预测结果，但由于使用大量的树会使算法变得很慢，无法做到实时预测[147]。

（3）支持向量机（support vector machine，SVM）。支持向量机是由 Vapnik 等人提出的一个二分类的分类模型。SVM 的主要思想可以概括为两点：①SVM 用于线性可分的情况下，在线性不可分的情况下，需要使用非线性映射算法，将低维空间线性不可分的样本映射到高维特征空间使其线性可分，在高维空间进行线性分析。②通过在特征空间中构建最优超平面，使得学习器得到全局最优解。SVM 适合小样本情况下的分类问题，有较强的泛化性能力，可以解决高维问题和非线性问题，能够避免神经网络结构选择和局部极小点问题，但它对缺失数据比较敏感，计算复杂度高[148]。

（4）k- 近邻（k-nearest neighbor，KNN）。k 近邻是由 Cover 和 Hart 提出的一个理论上比较成熟的方法。KNN 算法的基本思想非常简单——在训练集样本空间中，找处 K 个距离预测样本 m 最近的点，统计这 K 个距离 m 最近的点的类别，将 m 归入个数最多的类别。k 近邻法简单有效，容易理解和实现，更适合类域的交叉或重叠较多的样本集，也适用于多模分类和多标签分类问题，但由于需要计算新样本点到所有其他样本点的距离，计算量比较大。

在机器学习框架中，数据集通常分为测试集和训练集，训练集用于训练模型，而测试集用于评估模型泛化的能力[133]。为了给模型提供足够的训练样本，我们使用了留一交叉验证方法[149]。留一交叉验证方法的基本思想如下：如果数据集 D 的大小为 N，那么用 $N-1$ 条数据进行训练，用剩下的 1 条数据作为验证，每次从数据集中取出一个样本，加入测试集中，直到所有样本都被测试完毕，再计算测试精度的平均值作为最终结果。

4.3.2　单模态数据识别精度比较和分析

研究中，使用上述 4 种分类方法分别对眼动数据、面部表情数据、认知得分和认知反应时数据进行分类，统计不同数据模态在不同分类器下的分类精度，如表 4.1 所示。使用 SVM 对儿童眼动数据进行分类，达到了 67% 的分类准确性；使用 RF 对儿童面部表情数据进行分类，达到了 66% 的分类准确性；使用 KNN 对儿童认知得分数据进行分类，达到了 72% 的分类准确性；使用 SVM 对儿童认知反应时数据进行分类，达到了 73% 的分类准确性。实验结果表明，眼动数据、面部表情数据、认知得分和认知反应时数据可以用于区分 ASD 和 TD 儿童，即行为数据和认知数据可用于 ASD 儿童的识别。

由表 4.1 可知，认知数据对儿童的分类精度最高，使用 SVM 对儿童认知反应时数据进行分类达到了 73% 的分类准确性，认知反应时数据在 4 种分类器下的平均分类精度为 70.75%，无论最佳分类精度还是平均分类精度，认知反应时数据的分类精度都要高于其他数据模态。这些结果表明，与眼动数据、面部表情数据、认知得分数据相比，认知反应时数据可能是最具鉴别性的信息。

表4.1　不同数据模态在不同分类器下的分类精度(%)

分类器	眼动数据	面部表情数据	认知得分数据	认知反应时数据
LDA	62	64	64	69
RF	65	66	72	71
SVM	67	63	71	73
KNN	65	61	72	70
平均精度	64.75	63.5	69.75	70.75

4.3.3　各模态数据分类信息互补性分析

针对各种单模态数据，分别选择分类效果最好的分类器进行分类，最终眼动数据获得了67%的分类精度，面部表情数据获得了66%的分类精度，认知得分数据获得了72%的分类精度，认知反应时数据获得了73%的分类精度。为了进一步提升分类精度，需要研究不同数据模态分类信息的互补特性，因此我们画出各数据模态分类结果的混淆矩阵，以及不同数据模态分类结果之间的混淆图。

各数据模态分类结果的混淆矩阵如图4.8所示。4.8（a）是眼动数据分类结果的混淆矩阵，4.8（b）是面部表情数据分类结果的混淆矩阵，4.8（c）是认知得分数据分类结果的混淆矩阵，4.8（d）是认知反应时数据分类结果的混淆矩阵。各混淆矩阵的行标签表示预测类，列标签表示实际类，元素（i, j）表示实际类 j 中被预测为类 i 的样本所占的百分比。通过各混淆矩阵中数据的对比分析，可以揭示每种数据模态分类效果的优缺点。从图4.8中可以看出，与面部表情数据相比，眼动数据在ASD儿童的识别方面具有优势（80% vs 58%），而面部表情数据在TD儿童的识别方面优于眼动数据（74% vs 54%），因此，仅依靠眼动数据难以很好地识别 TD 儿童，而仅依靠面部表情数据难以很好地识别 ASD 儿童，眼动数据和面部表情数据有各自的识别优势，将这些优势结合在一起，使其形成互补性的信息，可以提高总体识别结果的准确性。同时，与认知得分数据相比，认知反应时数据在 ASD 儿童的识别上具有优势（86% vs 70%），而认知得分数据在 TD 儿童的识别上优于认知反应时数据（74% vs 60%），说明认知得分数据与认知反应时数据之间存在互补信息。

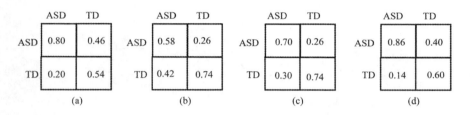

图 4.8　各数据模态分类结果的混淆矩阵

不同数据模态分类结果之间的混淆图如图 4.9 所示。混淆图中的箭头从真实类指向预测类，图中的数字代表预测结果所占的百分比，真实类与预测类不一致的箭头揭示了各数据模态误分类的情况，以及不同数据模态间误分类信息的互补性。4.9（a）为眼动数据和面部表情数据之间的混淆图；4.9（b）为眼动数据和认知得分数据之间的混淆图；4.9（c）为眼动数据和认知反应时数据之间的混淆图；4.9（d）为面部表情数据和认知得分数据之间的混淆图；4.9（e）为面部表情数据和认知反应时数据之间的混淆图；4.9（f）为认知得分数据和认知反应时数据之间的混淆图。如图 4.9（a）所示，仅使用面部表情数据，会导致较多的 ASD 儿童被误分类为 TD 儿童（42%），而这种情况下眼动数据的误分类率仅为 20%；仅使用眼动数据，会导致较多的 TD 儿童被误分类为 ASD 儿童（46%），而这种情况下面部表情数据的误分类率为 26%，因此，从误分类率上可以看出面部表情数据和眼动数据之间有较强的信息互补特性。如图 4.9（f）所示，仅使用认知得分数据，会导致较多的 ASD 儿童被误分类为 TD 儿童（30%），而这种情况下认知反应时数据的误分类率仅为 14%；仅使用认知反应时数据，会导致较多的 TD 儿童被误分类为 ASD 儿童（40%），而这种情况下面部表情数据的误分类率为 26%，因此，认知反应时数据和认知得分数据之间也有较强的信息互补特性。

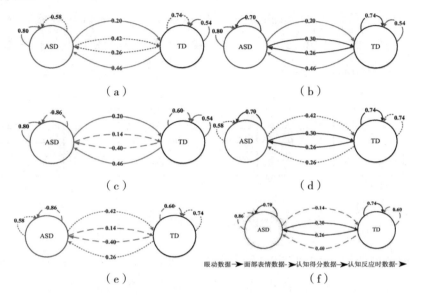

图 4.9　不同数据模态分类结果之间的混淆图

　　眼动数据和面部表情数据同属于行为数据，它们之间的信息互补特性是双向的，分类互补能力较强；认知得分数据和认知反应时数据同属认知数据，它们之间也有双向的信息互补特性。实际上，行为数据和认知数据之间也有一定的互补特性，如图 4.9（c）所示，与眼动数据相比，认知反应时数据具有较低的误分类率；图 4.9（d）中，与面部表情数据相比，认知得分数据具有较低的误分类率。因此，无论是行为数据之间，认知数据之间，以及行为数据和认知数据之间都有不同强度的信息互补特性，充分利用这些互补性信息，有可能提升总体的分类精度，提升 ASD 儿童的识别效果。

4.4　本章小结

　　本章中，在共情条件下，我们采集了 100 名儿童（50 名 ASD 儿童和 50 名 TD 儿童）的眼动数据、面部表情数据、认知得分数据和认知反应时数据，并提出了基于单模态数据（行为或认知数据）的自闭症儿童识别方法。

　　本章首先对采集到的各模态数据进行特征提取，利用 K-means 算法对眼睛注视点坐标进行聚类，提取每个聚类中的注视点频率作为眼动特征；利用一种融合 CNN 和 SIFT 特征的面部表情识别算法，提取每个时间间隔中包含微笑表情的帧数作为面部表情特征；通过直方图差值运算提取认知得分特征和认知反应时特征。然后，将各种特征分别送入机器学习分类算法中进行分类处理，对各种模态数据的识别精度进行比较和分析，并对各模态数据之间分类信息的互补性进行分析。实验结果表明：眼动数据、面部表情数据、认知得分和认知反应时数据可以用于区分 ASD 和 TD 儿童，其中认知反应时数据是最具鉴别性的信息。行为数据之间，认知数据之间，以及行为数据和认知数据之间都有不同强度的信息互补特性，充分利用这些互补性信息，有利于提升总体的分类精度，该结论为第 5 章多源异步多模态数据融合识别方法的提出提供了基础和依据。

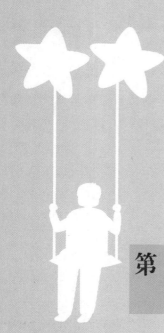

第 5 章　基于多源异步多模态数据的自闭症儿童识别方法

第 4 章研究发现，共情条件下行为数据或认知数据可用于区分 ASD 儿童和 TD 儿童，例如：眼动数据、面部表情数据、认知得分数据和认知反应时数据，不同的数据对 ASD 儿童和 TD 儿童有不同的鉴别能力，行为数据之间、认知数据之间，以及行为数据和认知数据之间都有不同强度的信息互补特性，充分利用这些互补性信息，有利于提升总体的分类精度，提升 ASD 儿童的识别效果。

为了充分利用各单模态数据之间的互补性信息，提升 ASD 儿童和 TD 儿童的分类精度，本章提出了基于多源异步多模态数据的自闭症儿童识别方法。首先，为了解决各单模态数据分类精度不高和随机森林的过拟合问题，提出了一种基于互信息的加权随机森林算法；然后提出基于多源异步多模态数据的自闭症儿童识别方法，对多模态数据进行分层次融合，在第一层对不同源的同步数据进行特征融合，在第二层对特征融合的结果进行决策融合，进而实现异步数据的融合并得到最终的识别结果。本章详细介绍了多模态数据混合融合识别 ASD 的方法、过程和实验分析。

5.1　传统多模态数据融合方法

近年来，多模态融合技术因其在各领域多媒体分析任务中的应用而受到了人们的广泛关注。多模态融合是在执行分析任务过程中，对多种模态数据的相关特性或中间决策进行融合分析，以获得更有价值的数据或者高层信息。多模态数据融合可以提供补充信息，提高整体决策过程的准确性[150]。例如，与使用单一模态数据相比，将视听特征与文本信息融合在一起，可以更有效地从团队体育视频中检测事件[151]。融合过程中所涉及的各模态数据具有不同的特点，例如：各模态数据格式互不相同，各模态数据信息流处理时间不同，数据之间的相关性和独立性不同，各模态数据在完成任务时的重要性程度不同，这些差异导致不同多模态数据融合任务在融合层次、融合方式、融合时间和融合内容上不尽相同，因此，数据融合过程中存在一定的复杂性和挑战性。

5.1.1　多模态数据融合的层次

多模态数据融合是综合处理具有不同特征和时间序列的多源信息。目前，常用的多模态数据融合层次有三种：特征层融合、决策层融合和混合融合[152]，其中，特征层融合也被称为早期融合，决策层融合被称为晚期融合。特征层融合、决策层融合和混合融合的融合策略如图 5.1 所示。

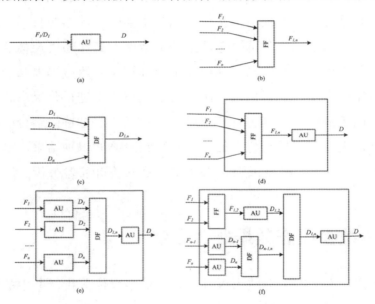

图 5.1　特征层融合、决策层融合和混合融合

1. 特征层融合

在特征层融合方法中，首先将从输入数据中提取的特征合并，然后将其作为输入发送到执行分析任务的分析单元（analysis unit，AU）。例如，将肤色特征和面部动作单元特征进行特征融合（feature fusion，FF），能够得到更大的特征向量，并以此作为人脸检测单元的输入来检测人脸。执行分析任务的分析单元 AU 如图 5.1（a）所示，特征融合单元 FF 如图 5.1（b）

所示。图 5.1（a）表示 AU 接收到一组特征或决策并提供语义级决策，图 5.1（b）表示 FF 单元接收到一组特征 { F_1 ，…，F_n }，并将其组合成复合特征向量 $\boldsymbol{F}_{1,n}$ 。图 5.1（d）为多模态数据特征层融合分析实例，使用 FF 单元融合提取的特征，然后将组合的特征向量传递给 AU 进行最终决策分析。

特征层融合能够尽早利用各模态不同特征之间的相关性，有利于更好地完成分析任务。然而，存在紧密耦合性的不同模态的特征提取时间可能是不同的，而特征层融合难以处理多模态的异步数据。此外，特征层融合要求融合的特征具有相同的数据格式，并且模态数量的增多使异质性特征之间的关系变得更加复杂[153]，特征层融合的这些弊端导致其在某些情况下不适用，难以得到客观真实的融合结果。

2. 决策层融合

在决策层融合方法中，首先将从各数据模态提取出的独立特征 F_1 ，…，F_n 分别输入 AU，产生多个子决策 D_1 ，…，D_n ，然后使用决策融合（decision fusion，DF）单元将各子决策组合成一个融合的决策向量 $\boldsymbol{D}_{1,n}$ ，进一步分析该决策向量以获得关于该任务的最终决策 D 。决策融合单元如图 5.1(c) 所示，多模态数据决策层融合分析实例如图 5.1(e) 所示，在该实例中，使用 DF 单元将从各个 AU 获得的决策进行融合，并由 AU 进一步处理组合的决策向量。与特征融合相比，决策级融合的数据为语义级决策，不要求原始特征为相同的数据格式，并且决策级融合中数据模态具有可扩展性，但决策层融合的缺点是不能充分利用各模态数据之间的相关性，另外，子决策的学习过程使用不同的分类器使整个融合过程变得烦琐耗时。

决策融合模块计算最终结果基于多个子决策的加权平均值，决策过程如式（5.1）和式（5.2）所示。

$$d_{\text{final}} = \begin{cases} 0, & y < 0.5 \\ 1, & y \geqslant 0.5 \end{cases} \tag{5.1}$$

$$y = \boldsymbol{W}\boldsymbol{D}^T = \sum_{i=1}^{m} w_i d_i \tag{5.2}$$

式（5.1）中，d_{final} 为多模态系统最终的融合结果。

式（5.2）中，y 为加权平均值，m 为多模态系统中单模态的数量，D 为子决策向量，$D = (d_1, \ d_2, \ \cdots, \ d_m)$，$W$ 为权重向量，$W = (w_1, \ w_2, \ \cdots, \ w_m)$，$w_i \in [0, \ 1]$，$\sum_{i=1}^{m} w_i = 1$。

3. 混合融合

混合融合结合了特征层融合和决策层融合的优点，如图 5.1（f）所示，其中部分数据模态的特征由 FF 单元融合出特征向量 $F_{1,2}$，特征向量 $F_{1,2}$ 经由 AU 分析得到子决策 $D_{1,2}$，另一部分特征首先经过 AU 分析做出子决策 D_{n-1} 和 D_n，再经过 DF 单元融合各子决策，得到下一级子决策 $D_{n-1,n}$，最后子决策 $D_{1,2}$ 和 $D_{n-1,n}$ 再次经过决策融合，得到最终决策结果 D。

5.1.2 多模态数据融合的方法

目前，研究者提出了三种多模态数据融合方法：基于规则的方法、基于分类的方法和基于估计值的方法。根据待解决问题的性质和本质，可以选择不同融合方法，例如：参数估计问题可以选择基于估计值的方法来解决，而决策类问题可以使用基于分类或基于规则的方法来解决。在本研究中，我们收集了儿童的眼动数据、面部表情数据、认知得分数据以及认知反应时数据，通过对这些数据的观察和分析来对儿童进行识别和分类。多模态数据的融合和形式化定义如下：

第 j 个儿童的多模态数据特征可以表示为

$$I^j = \left[I_E^{(j)}, \ I_F^{(j)}, \ I_A^{(j)}, \ I_T^{(j)} \right] \tag{5.3}$$

其中，E 代表眼动数据特征，F 代表表情数据特征，A 和 T 分别代表认知得分数据特征和认知反应时数据特征，因此，本研究中样本集 D 可以定义为

$$D = \left\{ (I^1, \ y^1), \ (I^2, \ y^2), \ \cdots, \ (I^n, \ y^n) \right\} \tag{5.4}$$

其中，$(I^n, \ y^n)$ 代表样本集 D 中第 n 个训练样本，$y^n \in (0,1)$ 为第 n 个训练样本的标签，表示该儿童是否为 ASD 儿童。

本研究提出了一个能够自动识别 ASD 儿童的多模态数据融合框架。在数据采集阶段，使用非侵入性传感器采集多模态数据，包括 Tobii 眼动仪、摄像机和个人电脑，分别采集眼动数据、面部表情数据、认知得分数据和认知反应时数据。在特征提取阶段，首先利用 K-means 算法提取每个聚类中的注视点出现频率作为眼动数据特征，然后利用计算机视觉领域的面部表情识别算法，提取每个时间间隔中微笑表情的帧数作为面部表情特征，最后通过互动问答平台提取认知得分数据特征和认知反应时数据特征。在特征融合阶段，将具有时间同步性的不同源数据进行特征层融合，并将特征融合得到的子决策进行决策层融合，通过决策融合得到最终的识别结果。本研究中的多模态特征融合方法如图 5.2 所示。

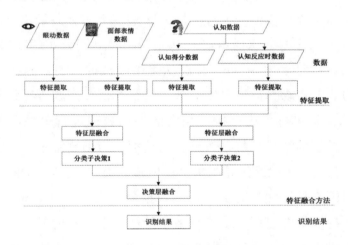

图 5.2　本研究中的多模态数据融合方法

5.2　基于互信息的加权随机森林算法

5.2.1　随机森林投票过程

随机森林是一种组合分类器，它将 CART 决策树作为元分类器，将多个决策树合并在一起，每棵树的建立依赖于独立抽取的样本，单棵树的分类能力可能很小，但在随机产生大量的决策树后，一个测试样本可以通过每一棵树的分类结果经统计后选择最可能的分类。每一棵决策树的构建过程都包含两个随机过程：①使用 bagging 算法从训练样本集中随机抽取训练样本；②使用 bagging 算法从特征集中随机抽样得到特征集。利用随机抽取获得的训练样本集和特征集进行决策树模型的构建，得到多棵决策树组成随机森林模型，通过这种方式得到的分类模型可以有效地提高模型整体的泛化能力，增加模型预测的准确率[154]。

随机森林是多个决策树分类器的集合，形式化描述如下：

$$\{h(X,\ \theta_i),\ i=1,2,3,\cdots\}$$

其中，$h(X,\ \theta_i)$ 是使用 CART 算法构建的没有经过剪枝操作的决策树，是构成随机森林模型的元分类器，X 是一个多维向量集合，是构建随机森林过程中生成的训练样本集，θ_i 是一个独立同分布的随机向量集合，该集合中的数据是使用 bagging 算法从 X 中随机抽取的，θ_i 决定了决策树的分类能力。随机森林模型可以对分类问题和回归问题进行结果预测，对于分类问题，是将每个决策树对相同的待测数据进行单独的预测，统计所有决策树投票的结果，将票数最多的类别作为预测结果，而对于回归问题，是将所有决策树的预测结果求平均值作为最终的预测结果。

作为随机森林算法的元分类器，根据分类之后特征 Gini 指数的大小，每次迭代从特征集中选择 Gini 指数最小的特征创建新的节点，直至满足停止条件时完成决策树的构建。与单纯的 CART 决策树相比，作为随机森林元分类的 CART 决策树有以下特点。

（1）在随机森林中，每次创建 CART 决策树之前，需使用 bagging 算法，结合随机有放回技术，从总训练样本中抽取一定数量的训练样本作为决策树模型构建的训练样本集合。

（2）随机森林构建每棵 CART 决策树时，并未使用特征集中的全部特征进行决策树的构建，而是随机地在总特征集中进行抽样，获得一个子特征集构建决策树。

（3）组成随机森林的 CART 决策树建构过程不进行剪枝操作，让决策树自由生长。

一般情况，对于回归问题，随机森林通过统计每个决策树的预测结果，然后采用求平均值的方式，求得所有决策树预测结果的平均值，将这个平均值作为最终的预测结果；对于分类问题的预测，随机森林使用最多的投票方式是众数投票法，即统计每种分类标签收到的决策树投票的票数，将投票数量最多的分类标签作为最终的预测结果输出。随机森林的投票过程如图 5.3 所示。

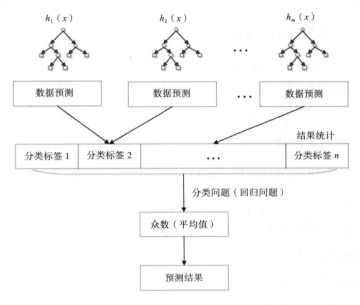

图 5.3　随机森林投票过程

5.2.2　互信息

随机森林是一种集成学习算法，它利用多棵决策树对样本进行训练和预测。随机森林最终的预测结果是由所有决策树投票决定的，以尽可能避免过拟合。为了减少决策树之间由于预测能力不同而造成预测结果的不稳定性，我们根据互信息评估决策树的分类能力，以此为依据为每棵决策树分配预测权重，使最终的预测结果更加客观稳定。

信息论中，常用互信息来度量两个变量之间相关性的强弱，也可以用于度量某一特征对所产生结果的贡献度。互信息能够表示当给定一个随机变量 x 时，随机变量 y 的不确定性的减小程度，也即随机变量 y 在随机变量 x 出现之后带来的信息量的增加。当互信息的值为 0 时，表明随机变量 x 没有为随机变量 y 带来信息量的增加，即随机变量 x 与随机变量 y 之间没有相互影响；当互信息的值为随机变量 y 的熵时，表明随机变量 x 能够完全消除随机变量 y 的不确定性。互信息能够表示两个变量之间相关性的强弱，因此，也可以用于判定某一特征与分类标签之间的相关性[155]。

5.2.3　加权随机森林算法

基于互信息的加权随机森林算法实现过程描述如下。

1. 创建决策树

对于一个样本数据集 D，假设可以将样本分为 m 类，某个样本属于第 m 类的概率为 p_m，则该概率分布的 Gini 指数为

$$\text{Gini}(p) = 1 - \sum_{m=1}^{M} p_m^{\,2} \tag{5.5}$$

Gini 指数越大，表明数据集中样本类别的不确定性越高；Gini 指数越小，表明数据集中样本类别的不确定性越低。

如果通过某个特征将样本数据集 D 分为两类：D_1 和 D_2，那么数据集 D 的 Gini 指数可以表示为

$$\text{Gini}(D) = \frac{|D_1|}{|D|}\text{Gini}(D_1) + \frac{|D_2|}{|D|}\text{Gini}(D_2) \tag{5.6}$$

创建决策树的过程是不断寻找使 $\text{Gini}(D)$ 值最小的新特征节点的过程，直到决策树停止增长时，创建过程结束。

2. 生成随机森林

RF 是一种集成学习算法，它由多棵决策树构成，随机性体现在样本数据的随机选取和特征的随机选取。例如，$h(X, \theta_k)$ 是一颗决策树，其中，X 表示构建随机森林的训练数据集，是一个多维向量集合，θ_k 为一个独立同分布的从 X 中随机抽取的随机向量集合，θ_k 决定了对应决策树的分类能力，k 表示随机森林中决策树的棵树。为了尽量避免过拟合，RF 的预测由

所有决策树的投票结果而定，RF 最终的预测结果可表示为

$$H(X) = \arg\max_Y \sum_{k=1}^{K} I[h(X, \theta_k) = y_i] \tag{5.7}$$

其中，$h(X, \theta_k)$ 是第 k 棵决策树的预测结果，Y 为样本标签向量，$y_i \in Y$，$i = 1, \cdots, m$，$I(\cdot)$ 为示性函数。

3. 根据互信息为每棵决策树分配投票权重

Z_j 表示训练样本的第 j 个特征向量。Z_j 和 Y 的互信息可以用来衡量某一特征对最终结果的影响，互信息的计算方法如下：

$$\begin{aligned} I(Z_j; Y) &= \iint P(Z_j, Y) \log \frac{P(Z_j, Y)}{P(Z_j)P(Y)} \mathrm{d}z\mathrm{d}y \\ &= H(Y) - H(Y \mid Z_j) \end{aligned} \tag{5.8}$$

其中，$P(Z_j, Y)$ 表示 Z_j 和 Y 的联合概率分布，$P(Z_j)$ 表示 Z_j 的边际分布，$P(Y)$ 表示 Y 的边际分布，$H(Y)$ 表示 Y 的熵，$H(Y \mid Z_j)$ 表示给定变量 Z_j 后 Y 的熵。

决策树的投票权重应为其所有特征的互信息之和，其定义如下：

$$p = \alpha \sum_{j=1}^{J} I(Z_j; Y) \tag{5.9}$$

式（5.9）中，$I(Z_j; Y)$ 表示 Z_j 与 Y 之间的互信息，J 表示特征个数，α 表示投票权重的归一化因子。

4. 基于加权决策树的随机森林预测

$H = \{h(X, \theta_1), h(X, \theta_2) \cdots, h(X, \theta_K)\}$ 表示随机森林模型，该模型最终的预测结果计算如下：

$$\max\left\{c \mid c_i = \sum_{k=1}^{K} p_k I\big[h(X, \theta_k) = y_i\big], \ y_i \in Y, \ i = 1, \cdots, m\right\} \tag{5.10}$$

式（5.10）中，p_k 为第 k 棵决策树的投票权重，$I(\cdot)$ 为示性函数。如果 $h(X, \theta_k)$ 的预测结果等于 y_i，那么 $I(\cdot)$ 的值为 1；如果 $h(X, \theta_k)$ 的预测结果不等于 y_i，$I(\cdot)$ 的值为 0。c_i 代表加权投票结果，则模型最终的预测结果是 c_i 的最大值。基于互信息的加权随机森林算法如图 5.4 所示。

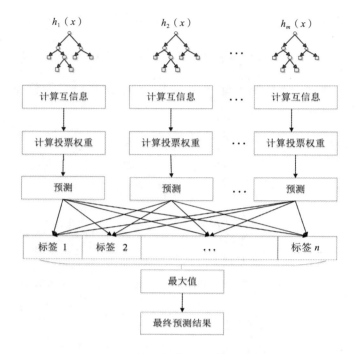

图 5.4 　基于互信息的加权随机森林算法

5.3　多源异步多模态数据融合方法

不同的数据对 ASD 儿童和 TD 儿童的鉴别能力不同，因此本书采集儿童眼动数据、面部表情数据、认知得分数据和认知反应时数据，并对这些数据进行融合分析，充分利用这些数据之间的互补性信息，提高数据表达效率和表达信息的完整度，进而提升 ASD 儿童的识别精度。

使用多模态数据融合技术可以处理多源异构、异步性数据，常用的多模态数据融合方法有特征层融合、决策层融合和混合层融合。特征层融合结构简单，它从不同模态的数据中提取特征，然后进行特征融合组成复合特征向量，并输入识别器获得输出结果，这种方法能够尽早利用各种多模态特征之间的互补信息，但如果某一个模态数据丢失或出现错误，会造成最终的分类结果不可靠。决策层融合是一种比较健壮的方法，它结合了每种数据模态的子决策，但是它不能反映不同模式的特征之间的相关性。混合层融合方法结合了特征层融合和决策层融合的优点，能够灵活方便地融合多源异步数据。本研究采集的数据来自不同的传感器，各模态数据格式不一致，部分数据采集时间同步，部分数据采集时间异步，因此，本研究提出基于数据源和时间同步的多模态数据混合融合方法，如图 5.5 所示，该方法将数据融合过程分为两个层次，第一层对不同源的同步数据进行特征融合，第二层对异步数据进行决策融合，并得到最终的识别结果。

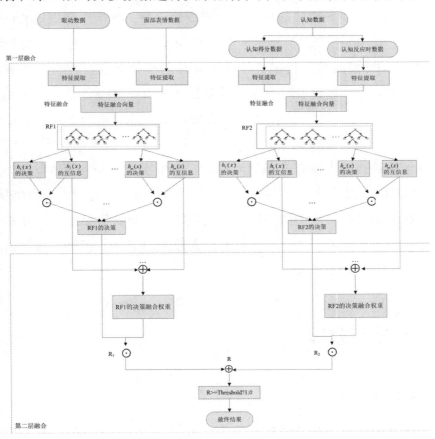

图 5.5　基于多源异步多模态数据的混合融合方法

在图 5.5 中，RF1 和 RF2 是两个随机森林模型，$h_m(x)$ 代表随机森林里的决策树，$\oplus$ 是执行加法运算的算术运算符，$\odot$ 是乘法运算符。眼动数据和面部表情数据同属于行为数据，且具有时间同步性。认知得分数据和认知反应时数据同属于认知数据，也具有时间同步性。行为数据和认知数据之间不具有时间同步性。在第一层融合中，将眼动特征向量和面部表情特征向量进行特征融合组成复合特征向量，并输入 RF1 的特征池中进行特征选择。同样，对认知得分数据和认知反应时数据的特征向量进行特征融合，输入 RF2 的特征池中进行特征选择。因此，RF1 对行为数据进行融合，RF2 对认知数据进行融合。为了提高混合融合最终的预测能力，接下来计算互信息为每个决策树或随机森林分配投票权重，互信息和权重的计算方法如式（5.8）和式（5.9）所示。第二层为决策融合，主要通过决策权重对 RF1 和 RF2 的决策进行融合。随机森林的决策融合权重为其所有决策树的互信息之和，假设 RF1 的加权决策结果为 R_1，RF2 的加权决策结果为 R_2，则 R_1 = RF1 的决策 $\odot$ RF1 的决策融合权重，R_2 = RF2 的决策 $\odot$ RF2 的决策融合权重，加权决策融合结果 R= R_1 $\oplus$ R_2。接下来计算分类阈值，分类阈值是通过遍历所有 R 值得到的，对于每次遍历，将阈值设置为当前 R，在此阈值设置下计算分类精度，所有遍历结束后，比较所有分类精度，将分类精度最高时对应的阈值设置为最终阈值。与阈值相比，如果 R 大于或等于阈值，最终结果为 1，表明该儿童为 ASD 儿童；否则，最终结果为 0，表明该儿童为 TD 儿童。

5.4 实验与分析

5.4.1 测试方法

本研究采集了 100 名儿童（50 名 ASD 儿童和 50 名 TD 儿童）共情条件下的眼动数据、面部表情数据、认知得分和认知反应时数据，每个儿童的数据即为一个需要参与分类任务的数据样本，因此样本数据集中共有样本数据 100 个。在小样本的实验条件下，为了给分类模型提供足够的训练样本，我们使用了留一交叉验证方法。留一交叉验证方法的基本思想如下：如果数据集 D 的大小为 N，那么用 $N–1$ 条数据进行训练，用剩下的 1 条数据作为验证，每次从数据集中取出一个样本加入测试集中，直到所有样本都被测试完毕，再计算测试精度的平均值作为最终结果。本实验中使用的分类算法有 RF、SVM、DA（discriminant analysis，DA）和本书所提方法，通过这些分类方法识别精度的比较，验证本书所提基于互信息的加权随机森林分类方法的有效性。同时，实验对比了单模态识别、决策融合识别和混合融合识别的识别精度、敏感性、特异性等指标，验证本书所提基于多源异步多模态数据的 ASD 儿童识别方法的有效性。

5.4.2　算法时间复杂度分析

本书提出了基于多源异步多模态数据的混合融合方法，该方法使用了基于互信息的加权随机森林算法进行数据分类。其中，多模态数据混合融合方法使用 2 个随机森林分别融合行为数据和认知数据，假设每个随机森林中基分类器（决策树）的个数为 K，参与分类的样本数量为 n，特征维数为 z，本实验采用留一法训练策略，因此，每一种特征需要运行随机森林算法 n 次。在构建决策树的过程中，对树的生长没有进行剪枝，因此训练每个基分类器的时间小于 $O(nz\log n)$。另外，算法利用样本特征和标签的互信息计算决策树的权重，互信息的时间复杂度为 $O(z)$。因此，每个特征使用加权随机森林算法训练的时间复杂度为 $O[Kz(1+n\log n)]$，算法的总时间复杂度为 $O[2Kz(n+n^2\log n)]$。

5.4.3　多模态数据混合融合方法识别性能分析

实验中，我们将本书提出的基于互信息的加权随机森林分类方法与其他三种常用的分类方法进行比较，如表 5.1 所示。在决策融合策略下，本书提出的加权随机森林方法具有最高的分类精度，对 ASD 儿童和 TD 儿童的分类准确率达到了 87%；在混合融合策略下，本书所提方法对 ASD 儿童和 TD 儿童的分类准确率达到了 91%，同样高于其他分类方法的分类精度。另外，在决策融合条件下各分类器分类精度的平均值为 82%，而在混合融合条件下各分类器分类精度的平均值为 86.25%。结果表明，无论是在决策融合策略下还是在混合融合策略下，与其他分类方法相比较，本书提出的基于互信息的加权随机森林分类方法都具有最高的分类精度；另外，本书提出的多模态数据混合融合方法具有最高的分类精度和平均分类精度，表明该方法可以更有效地区分 ASD 儿童和 TD 儿童。

表5.1　不同分类器的分类精度比较(%)

分类器	决策融合	混合融合
RF	82	86
SVM	78	83
DA	81	85
加权随机森林	87	91
平均精度	82	86.25

为了进一步评估本书提出的多模态数据混合融合方法的性能，在使用基于互信息的加权随机森林分类方法的基础上，我们分别统计了各单模态数据识别、决策融合识别和本书所提混合融合识别的识别精度、敏感性、特异性等指标，如表 5.2 所示。执行分类算法后，根据实际类别和预测类别之间的关系，假如将 ASD 定义为阳性，将 TD 定义为阴性，那么可以将儿童分为四类：真阳性、真阴性、假阳性和假阴性。我们统计每种分类方法下各类别儿童的人数，然后计算各种分类方法的准确性、敏感性、特异性、真阳性率和假阳性率，计算公式如下：

$$Accuracy = \frac{TP + TN}{N} \tag{5.11}$$

$$Sensitivity = \frac{TP}{TP + FN} \tag{5.12}$$

$$Specificity = \frac{TN}{TN + FP} \tag{5.13}$$

$$TPR = \frac{TP}{TP+FN} \qquad (5.14)$$

$$FPR = \frac{FP}{FP+TN} \qquad (5.15)$$

如表 5.2 所示，我们用分类精度、敏感性和特异性等指标来评价单模态识别、决策融合识别和混合融合识别的性能。对于单模态数据识别（眼动数据/面部表情数据/认知得分数据/认知反应时数据），最大分类精度为 75%（敏感性 88%、特异性 62%）。本书所提混合融合方法的性能（分类精度 91%、敏感性 94%，特异性 88%）优于决策融合方法（分类精度 87%、敏感性 92%、特异性 82%）和单模态数据识别。

表5.2　单模态识别、决策融合识别和混合融合识别的性能比较(%)

数据	分类精度	敏感度	特异度
眼动数据	69	82	56
面部表情数据	66	58	74
认知得分数据	74	72	76
认知反应时数据	75	88	62
决策融合	87	92	82
本书所提混合融合方法	91	94	88

5.5　本章小结

本章中，在共情条件下，我们使用 100 名儿童（50 名 ASD 儿童和 50 名 TD 儿童）的眼动数据、面部表情数据、认知得分数据和认知反应时数据，为了能够充分利用这些不同模态数据之间的互补性信息，提升总体的分类精度，我们提出了基于多源异步多模态数据的自闭症儿童识别方法。

首先，本章提出了一种改进的基于加权决策树的随机森林分类算法，根据样本特征和标签之间的互信息评估决策树的分类能力，以此为依据，为随机森林中的每棵决策树分配预测权重，减少决策树之间由于预测能力不同而造成分类结果的不稳定性。然后，本章提出了基于多源异步多模态数据的自闭症儿童识别方法，将数据融合过程分为两个层次，第一层对不同源的同步数据进行特征融合，第二层对异步数据进行决策融合，并得到最终的识别结果。最后，使用多种传统的分类算法和本书所提方法进行识别精度的比较，结果表明本书所提基于互信息的加权随机森林分类方法具有最高的分类精度。同时，实验对比了单模态识别、决策融合识别和混合融合识别的识别精度、敏感性、特异性等指标，结果表明本书所提出的基于多源异步多模态数据的自闭症儿童识别方法的识别性能优于单模态数据识别和决策融合识别方法。

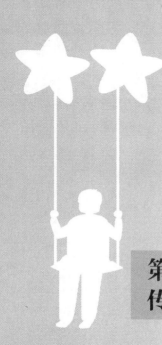

第 6 章　智能化自闭症识别方法与传统方法识别结果的一致性检验

前述章节提出了新的智能化自闭症儿童识别方法，例如：基于单模态数据的自闭症儿童识别方法、基于多源异步多模态数据的自闭症儿童识别方法。与传统的识别方法相比，智能化识别方法简单高效、易于操作，在区分 ASD 儿童和 TD 儿童方面显示出良好的前景。本章主要通过对本书所提方法的识别结果与传统方法识别结果的一致性检验，验证本书所提方法的有效性。一致性检验的目的在于比较不同方法得到的结果是否具有一致性，在诊断性试验中，研究者通常使用一致性检验来评价新方法的有效性和可靠性。一致性检验的方法有很多，根据参与检验数据的特点和检验的目的，本章使用组内相关系数（intraclass correlation coefficient，ICC）检验和 Kappa 检验方法。

6.1　对象与方法

6.1.1　被试

　　本实验共招募儿童 40 名，分别来自普通幼儿园和特殊教育学校，实验前与所有儿童家长签订了实验知情同意书。其中，普通幼儿园儿童 20 人（男生 17 人，女生 3 人），平均生理月龄 71（SD = 7）；特教学校儿童 20 人（男生 17 人，女生 3 人），平均生理月龄 69（SD=6）。研究采用皮博迪图片词汇测试修订版对儿童的智力和语言能力进行评估。根据 PPVT-R 分数，我们在普通幼儿园选择了智力和语言能力与特殊教育学校儿童相匹配的被试。t 检验显示，两类儿童间 PPVT-R 得分无显著性差异（t =0.142，P=0.888）。儿童的年龄、性别及 PPVT-R 测试得分见表 6.1。

表6.1　两组儿童的年龄，性别和PPVT成绩

类别	性别		月龄		PPVT-R 成绩	
	男生	女生	M	SD	M	SD
ASD	17	3	71	7	37.900	11.006
TD	17	3	69	6	38.400	11.254

对象入组标准：① ASD 儿童满足美国精神疾病分类 DSM-Ⅴ 的诊断标准，经发育行为儿科医师双盲确诊，除自闭症外不存在其他精神类疾病及发展障碍，视觉系统发育正常；② TD 儿童经体格检查和精神检查，排除智力、精神发育迟滞、情绪障碍、注意缺陷多动障碍、学习障碍及广泛性发育障碍等行为问题及病史，视觉系统发育正常；③两类儿童之间不存在性别和年龄上的显著性差异。

6.1.2　调查工具

本章研究的目的是调查本书所提出的智能化自闭症儿童识别方法的识别结果与传统方法识别结果的一致性。智能化自闭症儿童识别方法的识别结果通过本书提出的各种算法得到，在众多的自闭症儿童传统识别方法中，选择自闭症行为评定量表（ABC 量表）（见附录）的识别结果参与一致性检验。

自闭症行为评定量表是 Krug 等人于 1978 年编制的，共包含 57 个评定项目，分为感觉、交往、躯体运动、语言和自我照顾等五大模块的考查内容，20 世纪 90 年代初，北京医科大学杨晓玲教授将其引进我国，并进行了本土化修订，之后该量表被大量应用于我国自闭症儿童的识别和筛查工作[14]。该量表评定项目条目数量适中，评定用时 10 ~ 15 min，适用于不同年龄和不同性别的使用者，具有良好的信效度。2010 年，我国卫生部印发了《儿童孤独症（自闭症）诊疗康复指南》，推荐使用 ABC 量表作为国内自闭症儿童识别与筛查工具。

ABC 量表由儿童父母或老师填写，填写人需要对每个项目做出"是"与"否"的判断，判断"是"就在该项目标识的分数上打"√"，判断"否"就不填写，按照每个项目在量表上的负荷大小，每个项目具有不同的标识分数，分别是 1、2、3、4 分，例如，第六项的标识分数为 2，只要儿童存在该项描述的特征表现，无论症状轻重都按 2 分计算。量表总分 158分，原作者给出的识别界限为 53 分，诊断界限为 67 分，即得分 67 以上考虑诊断为自闭症，得分 53 至 66 之间考虑为疑似自闭症，其阳性符合可达 85%，两位评分者间一致性相关系数 0.94，同一评分者先后评定的一致性为 0.95。后续的修订版本对诊断标准进行了调整，将识别界限调整为 31分，诊断界限调整为 53 分，即总分等于或高于 31 分，可怀疑为患有自闭症，总分等于或高于 53 分，可以诊断为患有自闭症，调整后的修订版本的阳性符合率得到了大幅度提升，增加了量表的信效度。

本研究中量表数据的采集使用 ABC 量表在线测评工具，在线测评工具界面如图 6.1 所示，要求量表填写人员为跟儿童共同生活半年以上的家长或其他监护人，填写人被要求根据儿童近三个月的实际情况在线填写量表，填写完成后在线测评工具自动生成测评得分，并给出诊断结果，诊断结果如图 6.2 所示。

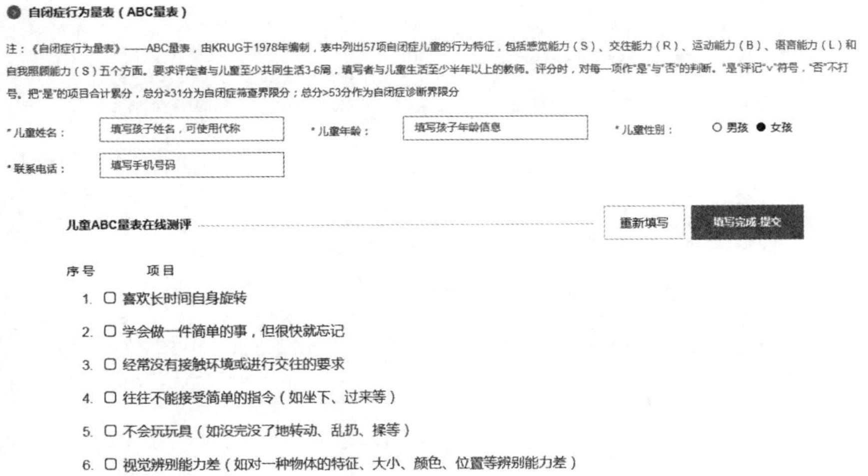

图 6.1　儿童 ABC 量表在线测评工具

共情视角下融合多模态数据的自闭症谱系障碍儿童识别

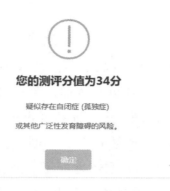

图 6.2　在线测评工具诊断结果

6.1.3　研究方法

本研究使用基于眼动数据的识别方法、基于面部表情数据的识别方法、基于认知得分数据的识别方法、基于认知反应时数据的识别方法和基于多模态融合数据的识别方法作为待评估方法，用 ABC 量表作为标准方法，以同一组被试分别使用各种待评估方法和标准方法的识别结果做一致性检验，分析各种识别方法的识别效能，找出高效能识别方法，具体的一致性检验流程如图 6.3 所示。

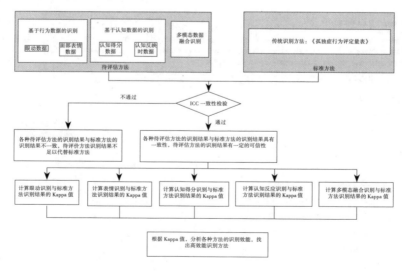

图 6.3　一致性检验流程

研究采用 SPSS22.0 软件进行数据处理，采用 ICC 组内相关系数分析待评估方法识别结果与标准方法识别结果是否存在一致性，然后使用 Kappa 系数检验分析各种待评估方法与标准方法识别结果一致性的强弱，通过 Kappa 值大小的比较，分析各种待评估方法的识别效能，找出高效能识别方法。

6.1.4　统计学方法

1.ICC 组内相关系数

统计学中，ICC 组内相关系数最早是用于评价亲属间某些生物属性的相似程度，例如：遗传力，后来也应用于评价不同测定方法或测定工具对同一对象测量结果的一致性或相似性。ICC 既可以用于评价定量数据，也可以用于评价类别等定性数据。

在 Pearson 相关系数的基础上，Fisher 提出了 ICC 的基本思想，假如存在 n 对数据 $(x_{1i},\ x_{2i})$，$i=1,2,\cdots,n$，ICC 和 Pearson 相关系数分别定义为

$$\text{ICC} = \frac{\sum_{i=1}^{n}(x_{1i}-\bar{x})(x_{2i}-\bar{x})}{(n-1)S_x^2} \tag{6.1}$$

$$r = \frac{\sum_{i=1}^{n}(x_{1i}-\bar{x}_1)(x_{2i}-\bar{x}_2)}{(n-1)S_{x1}S_{x2}} \tag{6.2}$$

式（6.1）和式（6.2）中，均值和标准差的计算方法不同，式（6.2）中使用 x_1 和 x_2 各自的均值和标准差，但是式（6.1）将 x_1 和 x_2 合并后求均值和标准差。当每个被试都拥有较多的测量值时，式（6.1）可近似于

$$\text{ICC} = \frac{\sum_{i=1}^{n}(\bar{x}_i-\bar{x})^2}{(n-1)S_x^2} \tag{6.3}$$

由式（6.3）可以看出，ICC 值可理解为组间变异占总变异的百分比，或个体变异度占总变异度的百分比，因此，ICC 的值介于 0 和 1 之间，ICC 取值越接近 1，表明对相同研究对象的多次观测值之间一致性越好，观测

结果越可靠；取值越接近于 0，表明多次观测值之间差异越大，多次观测结果一致性程度低；如果取值为负值表明测量过程存在系统偏差。通常情况下，当 ICC 值小于 0.4，表示一致性较差；当 ICC 值介于 0.4 和 0.74 之间时，表示一致性程度较好；当取值大于 0.75 时，一致性程度高，观测结果可靠[156]。ICC 值对识别结果一致性的评价标准如表 6.2 所示。

表6.2　ICC值对识别结果一致性的评价标准

ICC	<0.00	[0.00，0.39]	[0.40，0.74]	[0.75，1.00]
一致性程度	存在系统偏差	较差	较好	高

ICC 典型的数据结构如表 6.3 所示，表中不同行代表不同被试，表中不同列代表不同的测试方法或评定者。

表6.3　ICC数据结构

被试	测量值					
	1	2	⋯	j	⋯	k
1	x_{11}	x_{12}	⋯	x_{1j}	⋯	x_{1k}
2	x_{21}	x_{22}	⋯	x_{2j}	⋯	x_{2k}
⋯	⋯	⋯	⋯	⋯	⋯	⋯
i	x_{i1}	x_{i2}	⋯	x_{ij}	⋯	x_{ik}
⋯	⋯	⋯	⋯	⋯	⋯	⋯
n	x_{n1}	x_{n2}	⋯	x_{nj}	⋯	x_{nk}

2.Kappa 统计量

Kappa 系数也是一种广泛使用的测量结果一致性的评价指标，最初由 Cohen 在 1960 年提出，用于评价遥感影像分类结果的一致性[157]。Kappa

116

系数分为传统 Kappa 系数和加权 Kappa 系数，前者适用于二分类或者多分类结果变量，后者适用于有序变量。Kappa 系数可以比较两个测量者或两种测量方法对同一对象的观测结果是否一致，或同一观测者（测量方法）对同一对象的两次测量结果是否一致，使用由于偶然造成的一致性和实际观测的一致性之间的差别大小作为评价基础。

Kappa 系数计算公式为

$$k = \frac{P_0 - P_e}{1 - P_e} \tag{6.4}$$

$$P_0 = \frac{\sum_{i=1}^{c} P_{ii}}{n} \tag{6.5}$$

$$P_e = \frac{a_1 \times b_1 + a_2 \times b_2 + \cdots a_c \times b_c}{n \times n} \tag{6.6}$$

上述公式中，P_0 代表总体分类精度，表示每一个随机样本预测分类结果与实际类别一致的概率。P_e 代表由于偶然性造成的样本预测分类结果与实际类别一致的概率。c 为分类的类别数，n 为总样本个数，P_{ii} 代表第 i 类被正确分类的样本数，a_1，a_2，$\cdots$，a_c 代表每一类的真实样本个数，b_1，b_2，$\cdots$，b_c 为预测出的每一类的样本个数。当实际预测结果与真实类型完全一致时，Kappa 系数的值为 1。

错分误差是指不属于某一类型的样本被分为该类型的误差，计算方法如式（6.7）所示。漏分误差是指属于某一类型的样本未被分为该类型的误差，计算方法如式（6.8）所示。

$$P_{c_i} = 1 - \frac{P_{ii}}{P_{i+}} \tag{6.7}$$

$$P_{o_i} = 1 - \frac{P_{ii}}{P_{+i}} \tag{6.8}$$

式（6.7）和式（6.8）中，P_{c_i} 是第 i 类样本的错分误差，P_{o_i} 是第 i 类样本的漏分误差，P_{i+} 是第 i 类样本所在列的样本数之和，P_{+i} 是第 i 类样本所

在行的样本数之和，通过以上描述，Kappa 系数计算方法可表示为

$$k = \frac{P_0 - P_e}{(1 - P_e)} = \frac{\dfrac{\sum\limits_{i=1}^{n} P_{ii}}{N} - \dfrac{\sum\limits_{i=1}^{n}(P_{i+} \times P_{+i})}{N^2}}{1 - \dfrac{\sum\limits_{i=1}^{n}(P_{i+} \times P_{+i})}{N^2}} \qquad (6.9)$$

其中，Kappa 值大于 0.8 表示一致性最佳，Kappa 值大于 0.6 且小于等于 0.8 表示一致性显著，Kappa 值大于 0.4 且小于等于 0.6 表示一致性适中，Kappa 值大于 0.2 且小于等于 0.4 表示一致性弱，Kappa 值小于 0.2 表示一致性微弱。Kappa 系数对识别结果一致性的评价标准如表 6.4 所示。

表6.4　Kappa系数对识别结果一致性的评价标准

k	<0.00	[0.00, 0.20]	[0.21, 0.40]…	[0.41, 0.60]	[0.61, 0.80]	[0.81, 1.00]
一致性程度	很差	微弱	弱	适中	显著	最佳

6.2　结果与分析

本研究主要分析本书所提方法的识别结果与传统方法识别结果的一致性，验证本书所提方法识别结果的可靠性。使用传统识别方法 ABC 量表作为标准方法，共收到 40 份有效 ABC 量表，其中 20 份由特殊教育学校学生家长填写，20 份由普通幼儿园学生家长填写。在众多一致性检验方法中，ICC 组内相关系数能够对相同研究对象的多次观测值之间的一致性进行分析，Kappa 一致性检验仅对相同研究对象的两次观测值之间的一致性进行分析，因此本章首先使用 ICC 组内相关系数对基于眼动数据的识别结果、基于面部表情的识别结果和标准方法的识别结果进行一致性检验，验证行为数据识别结果的可靠性，然后，使用 ICC 组内相关系数对基于认知得分的识别结果、基于认知反应时的识别结果和标准方法的识别结果进行一致

性检验，验证认知数据识别结果的可靠性。同时，将标准方法的识别结果分别与基于眼动数据的识别结果、基于面部表情数据的识别结果、基于认知得分数据的识别结果、基于认知反应时数据的识别结果和基于多模态融合数据的识别结果进行 Kappa 一致性检验，通过 Kappa 值大小的比较，分析各种识别方法的识别效能，找出高效能识别方法，为其进一步的使用和推广提供依据。

6.2.1　ICC 组内相关系数一致性检验结果

相对于其他的一致性检验方法，ICC 组内相关系数的适用范围最广，适用于定量或者定类数据，而且可针对多次测量结果进行一致性分析。研究首先使用 ICC 组内相关系数对基于眼动数据的识别结果、基于面部表情的识别结果和标准方法的识别结果进行一致性检验，然后对基于认知得分的识别结果、基于认知反应时的识别结果和标准方法的识别结果进行一致性检验，进而对比行为数据识别结果和认知数据识别结果的可靠性。ICC 组内相关系数的分析结果如表 6.5 所示。

表6.5　ICC组内相关系数结果

参与一致性检验的数据	ICC 组内相关系数	95% CI 最低值	95% CI 最高值
行为数据（眼动、面部表情）和标准方法	0.450	0.259	0.632
认知数据（认知得分、认知反应时）和标准方法	0.621	0.455	0.761

首先，将基于行为数据（眼动数据识别、面部表情数据识别）的识别结果与标准方法的识别结果进行 ICC 组内相关系数检验，本次研究不考虑系统误差，因此使用一致性计算类型，并且使用每种识别方法识别出的原始数据，因而使用单一度量标准结果即 ICC（C，1）。从表 6.5 可知，行为数据和标准方法识别结果的 ICC 相关系数值为 0.450（95% CI:0.259~0.632），ICC 组内相关系数值在 [0.40，0.75]，意味着评价结果

一致性较好，也即说明基于行为数据的识别结果具有一定的可靠性。

使用同样的一致性计算模型，将基于认知数据（认知得分数据识别、认知反应时数据识别）的识别结果与标准方法的识别结果进行 ICC 组内相关系数检验，结果如表 6.5 所示，认知数据和标准方法识别结果的 ICC 相关系数值为 0.621（ 95% CI:0.455~0.761 ），ICC 组内相关系数值在 [0.40, 0.75]，意味着评价结果一致性较好，也即说明基于认知数据的识别结果具有一定的可靠性。

6.2.2 Kappa 一致性检验结果

使用 ICC 组内相关系数验证了眼动数据、面部表情数据、认知得分数据、认知反应时数据在自闭症识别方面的可靠性之后，本研究再次使用自闭症行为评定量表（ABC 量表）的识别结果作为标准方法，将标准方法的识别结果分别与基于眼动数据的识别结果、基于面部表情数据的识别结果、基于认知得分数据的识别结果、基于认知反应时数据的识别结果和基于多模态融合数据的识别结果进行 Kappa 一致性检验，通过 Kappa 值大小的比较，分析各种识别方法的识别效能，找出高效能识别方法，验证本书所提方法的有效性，为其进一步的使用和推广提供依据。

将参与实验的 40 名儿童使用标准方法的识别结果和其他各种数据的识别结果进行整理，ABC 量表识别结果与眼动数据识别结果列联表如表 6.6 所示，面部表情数据识别结果与认知得分数据识别结果列联表如表 6.7 所示，认知反应时数据识别结果与多模态融合数据识别结果列联表如表 6.8 所示。

表6.6　ABC量表识别结果与眼动数据识别结果列联表

ABC 量表识别结果				眼动数据识别结果			
预测类别	真实类别		合计	预测类别	真实类别		合计
	ASD	TD			ASD	TD	
ASD	19	2	21	ASD	16	9	25
TD	1	18	19	TD	4	11	15
合计	20	20	40	合计	20	20	40
ASD 识别正确率	0.95			ASD 识别正确率	0.8		
TD 识别正确率	0.90			TD 识别正确率	0.55		
总体识别正确率	0.925			总体识别正确率	0.675		

表6.7　面部表情数据识别结果与认知得分数据识别结果列联表

面部表情数据识别结果				认知得分数据识别结果			
预测类别	真实类别		合计	预测类别	真实类别		合计
	ASD	TD			ASD	TD	
ASD	11	7	18	ASD	14	4	19
TD	9	13	22	TD	6	16	21
合计	20	20	40	合计	20	20	40
ASD 识别正确率	0.55			ASD 识别正确率	0.7		
TD 识别正确率	0.65			TD 识别正确率	0.8		
总体识别正确率	0.60			总体识别正确率	0.75		

表6.8 认知反应时数据识别结果与多模态融合数据识别结果列联表

认知反应时数据识别结果				多模态融合数据识别结果			
预测类别	真实类别		合计	预测类别	真实类别		合计
	ASD	TD			ASD	TD	
ASD	18	7	25	ASD	17	2	19
TD	2	13	15	TD	3	18	21
合计	20	20	40	合计	20	20	40
ASD 正确率	0.9			ASD 正确率	0.85		
TD 正确率	0.65			TD 正确率	0.9		
总体正确率	0.775			总体正确率	0.875		

根据 6.1.4 介绍的 Kappa 值计算方法和 Kappa 系数对分类结果一致性的评价标准，计算得出：眼动数据与 ABC 量表识别结果的 Kappa 值为 0.494，$P<0.001$，Kappa 值在 0.4～0.75，一致性程度一般；面部表情数据与 ABC 量表识别结果的 Kappa 值为 0.353，$P=0.024$，这两种方法识别结果一致性弱；认知得分数据与 ABC 量表识别结果的 Kappa 值为 0.652，$P<0.001$，表明两种方法识别结果一致性程度一般；认知反应时数据与 ABC 量表识别结果的 Kappa 值为 0.696，$P<0.001$，表明两种方法识别结果存在一致性，但一致性程度一般；多模态融合数据与 ABC 量表识别结果的 Kappa 值为 0.900，$P<0.001$，表明两种方法识别结果存在一致性，一致性程度高。Kappa 值越大，一致性程度越高，各待评估识别方法与标准方法识别结果一致性程度如表 6.9 所示，因此，Kappa 一致性检验结果表明多模态融合数据与标准方法的识别结果最接近，识别效能最高，是一种有效的智能化自闭症儿童识别方法。

表6.9　各待评估识别方法与标准方法识别结果一致性程度

评价指标	待评估的识别方法				
	眼动 数据	面部表情 数据	认知得分 数据	认知反应时 数据	多模态融合 数据
Kappa 值	0.494	0.353	0.652	0.696	0.900
一致性程度	中度	弱	中度	中度	高

6.3　讨论

6.3.1　基于单模态数据的自闭症儿童识别结果有效性分析

本书提出基于单模态数据（行为或认知数据）的自闭症儿童识别方法，为验证这些新方法识别结果的有效性，分别求出行为数据识别结果与标准方法的 ICC 组内相关系数，以及认知数据识别结果与标准方法的 ICC 组内相关系数，两组组内相关系数的值均在 [0.40，0.75]，表明行为数据识别结果与标准方法识别结果的一致性、认知数据识别结果与标准方法识别结果的一致性均较好，也即说明行为数据识别结果、认知数据识别结果都具有一定的可靠性。对比各种识别方法所得识别结果与标准方法间的组内相关系数可知，认知数据识别结果与标准方法识别结果的组内相关系数数值较大，说明认知数据与标准方法间的识别结果一致性优于行为数据与标准方法间识别结果的一致性。

目前，心理理论缺失说和弱中央统合说是两种发展最为成熟的解释自闭症群体特征的理论。研究表明，人们的认知过程需要两个认知模块，即视线方向探查器（eye direction detector，EDD）模块以及共同注意机制（shared attention mechanism，SAM）模块，前者负责社会性信息的感知、理解他人心理和行为，后者与共同注意有关。而心理理论缺失说认为自闭症儿童的 EDD 模块薄弱，难以感知社会性信息，也难以理解或推测他人的心理和行为，导致认知缺陷 [43]。同时，弱中央统合说认为，自闭症儿童在认知加工方面表现出对细节的过度关注和对整体信息的忽略，缺乏信息整合能力，导致自闭症儿童的语言发展障碍和认知障碍，因此，认知能力障碍是自闭症儿童的重要特征，在自闭症儿童识别方面具有显著优势[46]，这与本书的结论相吻合，与眼动、面部表情等行为数据相比，认知能力数据对自闭症儿童的识别能力更强，即认知数据识别结果与标准方法间识别结果的一致性优于行为数据识别结果与标准方法间识别结果的一致性，认知数据识别结果更可靠。

6.3.2　基于多源异步多模态数据的自闭症儿童识别结果有效性分析

本书提出基于多源异步多模态数据的自闭症儿童识别方法，为验证该方法识别结果的有效性，将标准方法的识别结果分别与基于眼动数据的识别结果、基于面部表情数据的识别结果、基于认知得分数据的识别结果、基于认知反应时数据的识别结果和基于多模态融合数据的识别结果进行 Kappa 一致性检验，通过 Kappa 值大小的比较，发现基于多源异步多模态融合数据的识别结果与标准方法识别结果的一致性程度最高（Kappa 值为 0.900，$P<0.001$），因此，相对于单模态数据（基于眼动数据、基于面部表情数据、基于认知得分数据、基于认知反应时数据）识别，基于多模态融合数据的识别结果与标准方法的识别结果最接近，识别效能最高，是一种有效的智能化自闭症儿童识别方法。

多模态融合是在执行分析任务过程中，对多种模态数据的相关特性或中间决策进行融合分析，以获得更有价值的数据或者高层信息。多模态数据融合可以提供补充信息，提高整体决策过程的准确性[150]。本书 4.3.3 中通过分析各单模态数据分类结果的混淆矩阵，以及不同数据模态分类结果之间的混淆图，发现各数据模态有各自的识别优势，这些优势结合在一起，形成了互补性信息，有利于提高总体识别结果的准确性。具体来说，行为数据之间、认知数据之间，以及行为数据和认知数据之间都有不同强度的信息互补特性，充分利用这些互补性信息，有利于提升最终的分类精度，提升自闭症儿童的识别效果。该结论与本章的研究结论相吻合，与各单模态数据识别结果相比较，多模态数据融合识别结果与标准方法识别结果间的一致性最高，识别结果最可靠，表明融合多模态数据的识别方法有效利用了各单模态数据之间的互补性信息。

共情视角下融合多模态数据的自闭症儿童识别是一次探索性研究，在多样化的行为数据和认知数据类型中，我们仅选取了少量的数据模态参与融合，导致最终的识别精度与标准方法相比还有一定的差距，但该识别方法对后续的进一步研究有极大的指导意义，在未来的研究中我们可以通过扩充数据模态的类型，优化数据融合的框架，进一步提升智能化自闭症儿童识别的精度。

6.4　本章小结

本研究将基于眼动数据的识别方法、基于面部表情数据的识别方法、基于认知得分数据的识别方法、基于认知反应时数据的识别方法和基于多源异步多模态数据的识别方法作为待评估方法，将自闭症行为评定量表（ABC 量表）作为标准方法，以同一组被试分别在各种待评估方法和标准方法上的识别结果做一致性检验，分析各种识别方法的识别效能，找出高效能识别方法。研究结果发现，认知数据识别结果与标准方法识别结果间的一致性优于行为数据识别结果与标准方法识别结果间的一致性，认知数据识别结果更可靠；相对于单模态数据识别，基于多源异步多模态数据的识别结果与标准方法的识别结果最接近，识别效能最高，是一种有效的智能化自闭症儿童识别方法。

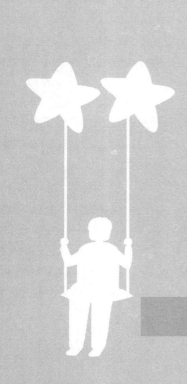

第 7 章　总结与展望

7.1 总结

自闭症儿童的早期识别意义重大，越来越多的研究人员和特殊教育工作者开始探索自闭症儿童早期识别方法。传统的自闭症识别工具对操作主体要求高，且识别结果主观、耗时，导致自闭症儿童的诊断时间通常后延，我们急需更加精准、快速、智能化的识别方法。因此，本研究探索了智能化的自闭症儿童识别方法，提出一种共情条件下融合多模态数据的自闭症儿童识别方法。

本研究从问题出发，通过对自闭症儿童共情能力缺陷在生理数据、行为数据和认知数据上的量化研究，发现自闭症儿童共情条件下的行为数据、认知数据可以用于自闭症早期识别，以此为基础，我们提出基于单模态数据（行为数据或认知数据）的自闭症儿童早期识别方法，结果发现各模态数据之间存在互补性信息，为了有效利用这些互补性信息，我们提出基于多源异步多模态数据的自闭症儿童识别方法，进一步提升了自闭症儿童的识别效果，最后，将本书提出的智能化自闭症儿童识别方法与传统方法识别结果进行一致性检验，验证本书所提方法的有效性，为其进一步的使用和推广提供依据。

本书的主要贡献如下。

（1）共情条件下自闭症儿童生理、行为、认知特异性研究。共情缺陷是自闭症儿童社交障碍的主要诱因之一，本书对自闭症儿童共情过程中生理、行为、认知等各方面的表现进行量化研究。研究选取了 38 名 5～7 岁的自闭症和典型发展儿童，通过皮电数据、面部表情和认知绩效等多模态数据的分析，探讨自闭症儿童共情过程中各阶段的特点，分析自闭症儿童共情缺陷的具体表现。研究发现，自闭症儿童的共情能力缺陷主要体现在较差的认知共情能力和较差的面部表情模仿能力；自闭症儿童的共情过程存在正常的自下而上的情绪分享过程和异常的自上而下的认知调节过程。因此，本研究表明，共情条件下自闭症儿童的行为数据和认知数据表现异常，可应用于自闭症儿童的早期识别。

（2）提出基于单模态数据（行为数据或认知数据）的自闭症儿童识别方法。传统的自闭症儿童识别工具费时费力，效率低，难以满足日益增多的早期识别需求，急需智能化方法提高识别效率。本书提出基于行为数据或认知数据的自闭症儿童识别方法，分别使用眼动数据、面部表情数据、认知水平数据和认知反应时数据进行自闭症儿童识别。研究结果表明：眼动数据、面部表情数据、认知得分和认知反应时数据可以用于区分自闭症儿童和典型发展儿童，其中认知反应时数据是最具鉴别性的信息。行为数据之间，认知数据之间，以及行为数据和认知数据之间都有不同强度的信息互补特性，充分利用这些互补性信息，有利于提升总体的分类精度，提升自闭症儿童的识别效果。

（3）提出基于互信息的加权随机森林算法。本书提出基于互信息的加权随机森林算法对儿童数据进行分类，使用互信息评估每棵决策树的分类能力，为每棵决策树分配预测权重，根据每棵决策树预测权重进行加权投票，有效提高了随机森林的预测精度，有利于提升自闭症儿童的识别精度。

（4）提出基于多源异步多模态数据的自闭症儿童识别方法。由于不同数据模态有不同的识别能力，并且各数据模态之间存在信息互补特性，为提高识别效率和准确率，本书提出了一个融合儿童眼动数据、面部表情数据、认知水平数据和认知反应时数据的多模态框架。该方法利用优化的随机森林算法提高分类精度，并采用基于数据源和时间同步的混合融合方法，保证分类结果的可靠性。混合融合方法既充分利用了不同数据之间的互补性信息，又保证了数据决策的灵活性和客观性。

7.2 展望

在本书中，我们提出了一个融合儿童眼动、面部表情、认知水平和认知反应时数据的多模态自闭症儿童识别方法，并将该方法的识别结果与传统方法的识别结果进行一致性检验，结果表明该方法是一种有效的智能化自闭症儿童识别方法。本书对智能化的自闭症儿童识别方法进行了积极的研究与探索，但该研究还存在一些不足和待解决的问题。本书对今后的研究工作做出一些展望，主要包括以下几个方面。

（1）我们对自闭症儿童共情过程中生理、行为、认知等各方面的表现进行量化研究，但在实验设计和研究方法方面存在着片面和不足。在日常生活中，男生和女生的共情能力是有差异的，而本研究中缺少足够的女性被试，没有进行自闭症儿童共情能力性别差异的研究，在后续的研究中，将基于神经学基础和生理学基础研究自闭症儿童共情能力的性别差异。

（2）在医学研究中，干预研究通常要求实验组和对照组的样本量平衡。而其他一些研究，如观察性研究和诊断性实验，实验组和对照组是自然形成的，不需要刻意将比例保持在 1：1。本研究为诊断性实验，在真实情况下，自闭症儿童的样本量比典型发展儿童的样本量小很多，然而，本研究中我们控制样本数量为均衡数据下的自闭症识别，在未来的研究中，我们将增加典型发展儿童的样本量，尝试通过欠采样或惩罚权重的方法来平衡样本 [158-159]，然后再使用本书提出的多模态框架来进行自闭症识别。

（3）本书提出的融合多模态数据的自闭症儿童识别仅融合了眼动数据、面部表情数据、认知得分数据和认知反应时数据，忽略了其他数据模态，如脑电数据、肢体动作、基因数据、功能磁共振成像等 [160]。在未来的研究中，我们计划比较不同数据模态的识别能力，扩展更多的数据模态，以构建一个更全面和有效的框架。

（4）共情视角下融合多模态数据的自闭症儿童识别是一次探索性研究，在多样化的行为数据和认知数据类型中，我们仅选取了少量的数据模态参与融合，导致最终的识别精度与标准方法相比还有一定的差距，但该识别方法对后续的进一步研究有极大的指导意义，在未来的研究中我们可以通过扩充数据模态的类型，优化数据融合的框架，进一步提升智能化自闭症儿童识别的精度。

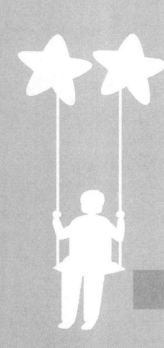

参考文献

[1] AMERICAN PSYCHIATRIC ASSOCIATION. Diagnostic and statistical manual of mental disorders [M]. 5th ed. Virginia: American Psychiatric Publishing, 2013:55−59.

[2] GESCHWIND D H . Autism: many Genes, common Pathways? [J]. Cell, 2008, 135(3):391−395.

[3] COURCHESNE E, CARPER R, AKSHOOMOFF N. Evidence of brain overgrowth in the first year of life in autism[J]. Journal of the American Medical Association, 2003, 290(3):337−344.

[4] CHRISTENSEN D L, BAIO J, VAN N B K, et al. Prevalence and characteristics of autism spectrum disorder among children aged 8 years: autism and developmental disabilities monitoring network, 11 sites, United States, 2012[J]. Mmwr Surveill Summ, 2016, 63(2):1−21.

[5] GLIGA T, JONES E J H, BEDFORD R, et al. From early markers to neuro-developmental mechanisms of autism[J]. Developmental Review, 2014, 34(3):189−207.

[6] JOHNSON M H, JONES E, GLIGA T. Brain adaptation and alternative developmental trajectories[J]. Development and Psychopathology, 2015, 27(2):425−442.

[7] DURKIN M S, MAENNER M J, MEANEY F J, et al. Socioeconomic inequality in the prevalence of autism spectrum disorder: evidence from a U.S. cross-sectional study[J]. Plos One, 2010, 5(7): e11551.

[8] ZWAIGENBAUM L, BAUMAN M L, FEIN D, et al. Early screening of autism spectrum disorder: recommendations for practice and research[J]. Pediatrics, 2015, 136 (Suppl 1): S41− S59.

[9] 郭翠华, 静进. 婴幼儿孤独症谱系障碍的早期筛查工具（综述）[J]. 中国心理卫生杂志, 2017, 31(9):704−709.

[10] BARON−COHEN S, A1LEN J, GILLBERG C.Can autism be demcted at 18 months? The needle ,the haystack ,and the CHAT[J].Br J Psychiatry, 1992 , 161(6):839−843.

[11] ROBINS D L, FBIN D, BARTON M L, et al.The Modified checklist for autism in toddleIS:an initial study investigating the early detection of autism and pervasive developmental disorders[J].J Autism Dev Disord, 2001, 31(2):131-144.

[12] ALLISON C, BARON-COHEN S, WHEELWRIGHT S, et al.The Q-CHAT (quantitative checklist for autism in toddlers):a normally distributed quantitative measure of autistic traits at 18-24 months of age:preliminary report[J].J Autism Dev Disord, 2008, 38(8):1414-1425.

[13] SIEGEL B. Pervasive developmental disorders screening test (PDDST) [M]. New York: Springer, 2013.

[14] 陶国泰, 郑毅, 宋维村. 儿童少年精神医学 [M]. 南京 :凤凰出版传媒集团, 2008.

[15] VENESS C, PRIOR M, EADIE P, et al.Predicting autism diagnosis by 7 years of age using parent report of infant social communication skills[J].J Pediatr Child Health, 2014, 50(9):693-700.

[16] CHOUEITI R, WAGNER S.A new interactive screening test for autism spectrum disorders in toddlers[J].J Pediatr, 2015, 167(2):460-466.

[17] NAH Y , YOUNG R L, BREWER N, et al.Autism detection in early childhood(ADEC):reliability and validity data for a level 2 screening tool for autistic disordeL[J].Psychol Assess, 2014, 26(1):215-226.

[18] HALIM A , FORD G , ERIC G , et al. Machine learning approach for early detection of autism by combining questionnaire and home video identification[J]. Journal of the American Medical Informatics Association, 2018, 25(8):1000-1007.

[19] ALLISON C, AUYEUNG B, BARONCOHEN S. Toward brief "Red Flags" for autism screening: the short autism spectrum quotient and the short quantitative checklist for autism in toddlers in 1,000 cases and 3,000 controls[J]. Journal of the American Academy of Child & Adolescent Psychiatry, 2012, 51(2):202-212.

[20] 赵丽琴. 自闭症谱系障碍儿童的早期筛查与诊断 [J]. 中国特殊教育, 2014(2):49-55.

[21] XU M, SHEN J, YU H Y. A review on data-driven healthcare decision-making support [J]. Industrial Engineering and Management, 2017, 21(1):1-13.

[22] TARIQ Q, DANIELS J , SCHWARTZ J N , et al. Mobile detection of autism through machine learning on home video: a development and prospective validation study[J]. PLoS Medicine, 2018,15(11): e1002705.

[23] RUNDO L, STEFANO A , MILITELLO C, et al. A fully automatic approach for multimodal pet and mr image segmentation in gamma knife treatment planning[J]. Computer Methods and Programs in Biomedicine, 2017 (144) :77-96.

[24] THABTAH, FADI. Machine learning in autistic spectrum disorder behavioral research: a review and ways forward[J]. Informatics for Health & Social Care, 2019, 44(3): 278-297.

[25] 刘艳丽,陆桂芝. 自闭症谱系障碍个体共情缺损的产生机制与干预方法[J]. 中国特殊教育, 2016 (9): 48-54.

[26] ASSOCIAN A P. The diagnostic and statistical manual of mental disorders: DSM 5[J]. Codas, 2015, 25(2):7-16.

[27] CHENG Y , CHIANG H C , YE J , et al. Enhancing empathy instruction using a collaborative virtual learning environment for children with autistic spectrum conditions[J]. Computers & Education, 2010, 55(4):1449-1458.

[28] 张晓霞，王叶，刘欣，等. 自闭症谱系障碍者共情能力发展研究述评 [J]. 中国特殊教育, 2019(8): 48-55.

[29] GLADSTEIN G A. Understanding empathy: integrating counseling, developmental, and social psychology perspectives[J]. Journal of Counseling Psychology, 1983, 30(4):467-482.

[30] DAVIS M H. The effects of dispositional empathy on emotional reactions and helping: a multidimensional approach[J]. Journal of Personality, 1983, 51(2):167-184.

[31] DECETY J. Human empathy[J]. Japanese Journal of Neuro-psychology, 2006, 22(3): 11-33.

[32] 马伟娜，朱蓓蓓 . 孤独症儿童的情绪共情能力及情绪表情注意方式 [J]. 心理学报，2014, 46(4):528-539.

[33] MAZZA M, PINO M C, MARIANO M, et al. Affective and cognitive empathy in adolescents with autism spectrum disorder[J]. Frontiers in Human Neuroscience, 2014, 8(15): Article 791.

[34] NAGLIERI J A, DAS J P, JARMAN R F. Planning, attention, simultaneous, and successive cognitive processes as a model for assessment[J]. School Psychology Review, 1990, 19(3):423-442.

[35] 陈彦，杜晓新，黄昭鸣 . 听障儿童五项认知能力评估与训练的个案研究 [J]. 听力学及言语疾病杂志，2009,17(2):183-184.

[36] 黄翯青，苏彦捷 . 共情中的认知调节和情绪分享过程及其关系 [J]. 西南大学学报（社会科学版），2010, 36(6):13-19.

[37] JONES D N, FIGUEREDO A J. The core of darkness: uncovering the heart of the dark triad[J]. European Journal of Personality, 2013, 27(6):521-531.

[38] HEPPER E G, HART C M, SEDIKIDES C. Moving narcissus: can narcissists be empathic?[J]. Pers Soc Psychol Bull, 2014, 40(9):1079-1091.

[39] LISHNER D A, HONG P Y, JIANG L, et al. Psychopathy, narcissism, and borderline personality: a critical test of the affective empathy-impairment hypothesis[J]. Personality & Individual Differences, 2015, 86(11):257-265.

[40] SMITH A. Cognitive empathy and emotional empathy in human behavior and evolution[J]. Psychological Record, 2006, 56(1):3-21.

[41] SEARLE J R. Minds, brains, and programs[J]. Behavioral and brain sciences, 1980, 3 (3) :417- 424.

[42] REMINGTON A, SWETTENHAM J, CAMPBELL R, et al. Selective attention and perceptual load in autism spectrum disorder[J]. Psychological Science, 2009, 20(11):1388-1393.

[43] BARON-COHEN S , LESLIE A M , FRITH U. Does the autistic child have a "theory of mind" ? [J]. Cognition, 1985, 21(1):37-46.

[44] HAPP F. The weak central coherence account of autism[M]. New Jersey:

John Wiley & Sons, Inc, 2013.

[45] MÜLLER U. Autism—explaining the enigma[J]. Kindheit Und Entwicklung, 2005, 14(4):257—261.

[46] KOTERBA E A, LEEZENBAUM N B, IVERSON J M. Object exploration at 6 and 9 months in infants with and without risk for autism[J]. Autism: The International Journal of Research and Practice, 2014, 18(2):97—105.

[47] RACHEL C, LEUNG, VANESSA M, et al. The role of executive functions in social impairment in Autism Spectrum Disorder[J]. Child Neuropsychology, 2016, 22(3):336—344.

[48] DEMETRIOU E A, LAMPIT A, QUINTANA D S, et al. Autism spectrum disorders: a meta—analysis of executive function[J]. Molecular Psychiatry, 2018, 23(5):1198—1204.

[49] GRANDGEORGE M, BOURREAU Y, ALAVI Z, et al. Interest towards human, animal and object in children with autism spectrum disorders: an ethological approach at home[J]. European Child and Adolescent Psychiatry, 2015, 24(1):83—93.

[50] HOOD B M, ATKINSON J. Disengaging visual attention in the infant and adult[J]. Infant Behavior &Development, 1993, 16(4):405—422.

[51] KEEHN B , MÜLLER, RALPH—AXEL, et al. Atypical attentional networks and the emergence of autism[J]. Neuroscience & Biobehavioral Reviews, 2013, 37(2):164—183.

[52] KAWAKUBO Y, KASAI K, OKAZAKI S, et al. Electrophysiological abnormalities of spatial attention in adults with autism during the gap overlap task [J]. Clinical Neurophysiology, 2007,118(3):1464—1471.

[53] ELSABBAGH M, VOLEIN A, HOLMBOE K, et al. Visual orienting in the earlybroader autism phenotype: disengagement and facilitation [J]. Journal of Child Psychology and Psychiatry and Allied Disciplines, 2009, 50(5):637—642.

[54] ZWAIGENBAUM L, BRYSON S, ROGERS T, et al. Behavioral manifestations of autism in the first year of life[J]. International Journal of

Developmental Neuroscience, 2005, 23(2):143-152.

[55] 倪琳，林国耀，陈顺森. 自闭症者异常目光接触的产生机制与干预方法：情绪唤醒模型的视角[J]. 中国特殊教育，2016(1):30-35.

[56] DECETY J, SOMMERVILLE J A. Shared representations between self and other: a social cognitive neuro-science view[J]. Trends in cognitive sciences, 2003, 7 (12) : 527-533.

[57] BRADLEY M M, HAMBY S, LÖW A , et al. Brain potentials in perception: picture complexity and emotional arousal[J]. Psychophysiology, 2007,44(3):364-373.

[58] RIBY D M, WHITTLE L, DOHERTY S G. Physiological reactivity to faces via live and video-mediated communication in typical and atypical development[J]. Journal of Clinical and Experimental Neuropsychology, 2012, 34(4):385-395.

[59] BRADLEY M M, CODISPOTI M, CUTHBERT B N. Emotion and motivation: defensive and appetitive reactions in picture processing[J]. Emotion, 2001,1(3):276-298.

[60] FAN Y, CHEN C, CHEN S, et al. Empathic arousal and social understanding in individuals with autism: evidence from fMRI and ERP measurements[J]. Soc. Cogn. Affect. Neurosci, 2013, 10 (8): 1144-1152.

[61] TRUZZI A, SETOH P, SHINOHARA K, et al. Physiological responses to dyadic interactions are influenced by neurotypical adults' levels of autistic and empathy traits[J]. Physiology & Behavior, 2016, 165(2):7-14.

[62] 汪寅，陈巍. 孤独症碎镜理论述评[J]. 心理科学进展，2010, 18(2):297-305.

[63] DAPRETTO M, DAVIES M S, PFEIFER J H, et al. Understanding emotions in others: mirror neuron dysfunction in children with autism spectrum disorders[J]. Nature Neuroscience, 2006, 9(1):28-30.

[64] CHIEN H Y, GAU S S, HSU Y C, et al. Altered cortical thickness and tract integrity of the mirror neuron system and associated social

communication in autism spectrum disorder[J]. Autism Research, 2015, 8(6):694−708.

[65] BERNIER R, DAWSON G, WEBB S, et al. EEG mu rhythm and imitation impairments in individuals with autism spectrum disorder[J]. Brain and Cognition, 2007, 64(3):228−237.

[66] SIEGEL B. The world of the autistic child: understanding and treating autistic spectrum disorder[M]. NY: Oxford University Press, Inc, 1996.

[67] YIRMIYA M D, SIGMAN C, KASARIMUNDY P. Empathy and cognition in high functioning children with autism[J]. Child Development, 1992, 63(1):150−160.

[68] TRAVIS L, SIGMAN M, RUSKIN E. Links between social understanding and social behavior in verbally able children with autism[J]. Journal of Autism and Developmental Disorders, 2001, 31(2): 119−130.

[69] DYCK M J, FERGUSON K, SHOCHET I M. Do autism spectrum disorders differ from each other and from non−spectrum disorders on emotion recognition tests? [J]. European Child and Adolescent Psychiatry, 2001, 10(2):105−116.

[70] BARON−COHEN S, WHEELWRIGHT S. The empathy quotient an investigation of adults with Asperger syndrome or high functioning autism, and normal sexdifferences[J]. Journal of autism and developmental disorders, 2004, 34(2): 163−175.

[71] BOSCHI A, PLANCHE P, PHILIPPE A, et al. Assessment of cognitive profile (WISC−IV), autistic symptomatology and pragmatic disorders in high intellectual potential compared with autism spectrum disorder[J]. European Psychiatry, 2016, 33(3): S138−S143.

[72] PIJPER J, DE W M, VAN R S, et al. Callous unemotional traits, autism spectrum disorder symptoms and empathy in boys with oppositional defiant disorder or conduct disorder[J]. Psychiatry Research, 2016, 45(1):340−345.

[73] BARON−COHEN S, WHEELWRIGHT S, SKINNER R, et al. The autism spectrum quotient (AQ): evidence from Asperger syndrome/high functioning

autism,males and females, scientists and mathematicians[J]. J. Autism Dev. Disord. 2001, 31(1): 5-17.

[74] ROZGA A, KING T Z, VUDUC R W, et al. Undifferentiated facial electromyography responses to dynamic, audio-visual emotion displays in individuals with autism spectrum disorders[J]. Developmental Science, 2013, 16(4): 499-514.

[75] BEALL P M, MOODY E J, MCINTOSH D N, et al. Rapid facial reactions to emotional facial expressions in typically developing children and children with autism spectrum disorder[J]. J Exp Child Psychol, 2008, 101(3):206-223.

[76] MATHERSUL D, MCDONALD S, RUSHBY J A. Automatic facial responses to affective stimuli in high-functioning adults with autism spectrum disorder[J]. Physiology & Behavior, 2013, 109(1):14-22.

[77] SAMAD M D, BOBZIEN J L, HARRINGTON J W, et al. Non-intrusive optical imaging of face to probe physiological traits in autism spectrum disorder[J]. Optics & Laser Technology, 2016, 77(4):221-228.

[78] 杜晓新，王小慧 .《儿童五项认知能力团体测验量表》编制报告 [J]. 心理科学，2001, 24(3):348-349.

[79] 郭磊 . 认知诊断理论及其应用 [J]. 心理技术与应用，2013(2): 27-31.

[80] 李婷婷，郭磊，李帅，等 . 孤独症谱系障碍测评工具的研究述评 [J]. 心理技术与应用，2019(2):107-117.

[81] CHARLES J M, CARPENTER L A, JENNER W, et al. Recent advances in autism spectrum disorders[J]. International Journal of Psychiatry in Medicine, 2008, 38(1):133-140.

[82] 黄伟合 . 儿童自闭症及其他发展性障碍的行为干预 : 家长和专业人员的指导手册 [M]. 上海 : 华东师范大学出版社，2003.

[83] 卜凡帅，徐胜 . 自闭症谱系障碍诊断标准 : 演变、影响与展望 [J]. 中国特殊教育，2015(2): 40-45.

[84] AFAF E A, GEIR B, KHEMAKHEM A M, et al. Metabolism-associated markers and childhood autism rating scales (CARS) as a measure of autism severity[J]. Journal of Molecular Neuroscience, 2018, 65(3):265-276.

[85] WONG V, STELLA HUI M, LEE W, et al. A modified screening tool for autism (checklist for autism in toddlers[CHAT−23]) for Chinese children[J]. Pediatrics, 2004, 114(2):166−176.

[86] LORD C, RUTTER M, GOODE S, et al. Autism diagnostic observation schedule: a standardized observation of communicative and social behavior[J]. J Autism Dev Disord, 1989, 19(2):185−212.

[87] SWINKELS S H, DIETZ C, DAALEN E, et al. Screening for autistic spectrum in children aged 14 to 15 months. I: the development of the early screening of autistic traits questionnaire(ESAT)[J]. J Autism Dev DiSord, 2006, 36(6):723−732.

[88] MCQUISTIN A, ZIEREN C. Clinical experiences with the PDDST− Ⅱ [J]. J Autism Dev Disord, 2016, 36(4): 577−578.

[89] WETHERBY A M, BROSNAN−MADDOX S, PEACE V, et al. Validation of the infant toddler checklist as a broadband screener for autism spectrum disorders from 9 to 24 months of age[J]. Autism, 2008, 12 (5):487−511.

[90] LIU X , TAKUMI T. Genomic and genetic aspects of autism spectrum disorder[J]. Biochemical & Biophysical Research Communications, 2014, 452(2):244−253.

[91] OH D H, KIM I B, KIM S H, et al. Predicting autism spectrum disorder using blood−based gene expression signatures and machine learning[J]. Clinical Psychopharmacology & Neuroscience, 2017, 15(1):47−52.

[92] GK M. A novel machine learning model to predict autism spectrum disorders risk gene[J]. Neural Computing and Applications, 2018(4):1−7.

[93] WALL D P, KOSMICKI J, DELUCA T F, et al. Use of machine learning to shorten observation−based screening and diagnosis of autism[J]. Translational Psychiatry, 2012, 2(4): e100.

[94] WALL D P, REBECCA D, RHIANNON L, et al. Use of artificial intelligence to shorten the behavioral diagnosis of autism[J]. Plos One, 2012, 7(8): e43855.

[95] LOO S K, LENARTOWICZ A, MAKEIG S. Research review: use of EEG

biomarkers in child psychiatry research current state and future directions[J]. Journal of Child Psychology & Psychiatry, 2016, 57(1):4–17.

[96] ABDULHAY E, ALAFEEF M, ALZGHOUL L, et al. Computer-aided autism diagnosis via second-order difference plot area applied to EEG empirical mode decomposition[J]. Neural Computing and Applications, 2020, 32(15): 10947–10956.

[97] BOSL W J, TAGER-FLUSBERG H, NELSON C A. EEG analytics for early detection of autism spectrum disorder: a data-driven approach[J]. Scientific Reports, 2018, 8(1):e6828.

[98] IBRAHIM S, DJEMAL R, ALSUWAILEM A. Electroencephalography (EEG) signal processing for epilepsy and autism spectrum disorder diagnosis[J]. Biocybernetics and Biomedical Engineering, 2018, 38(1):16–26.

[99] PINA-CAMACHO L, VILLERO S, FRAGUAS D, et al. Autism spectrum disorder: does neuroimaging support the DSM-5 proposal for a symptom dyad? A systematic review of functional magnetic resonance imaging and diffusion tensor imaging studies[J]. Journal of Autism and Developmental Disorders, 2012, 42(7):1326–1341.

[100] 李雪，刘靖，杨文，等 . 孤独障碍儿童静息状态脑功能磁共振研究 [J]. 中华精神科杂志，2013, 46(3):137–141.

[101] IIDAKA, TETSUYA. Resting state functional magnetic resonance imaging and neural network classified autism and control[J]. Cortex, 2015, 63(3):55–67.

[102] EKHIL O, ALI M, EL-NAKIEB Y, et al. A personalized autism diagnosis CAD system using a fusion of structural MRI and resting-state functional MRI data[J]. Frontiers in Psychiatry, 2019, 10(4):e392.

[103] 付桢，陈艳，潘翠环，等 . 计算机辅助认知训练对自闭症儿童认知功能障碍的疗效 [J]. 广东医学，2017, 38(4):594–597.

[104] REIF M. Applying a construction rational to a rule based designed questionnaire using the Rasch model and LLTM[J]. Psychological Test and Assessment Modeling, 2016, 8(3): e63145.

[105] MAENNER M J, MARSHALYN Y A, KIM V N B, et al. Development of a machine learning algorithm for the surveillance of autism spectrum disorder[J]. Plos One, 2016, 11(12): e0168224.

[106] WANG G S, CHEN J Y, Z K. The perception of emotional facial expressions by children with autism using hybrid multiple factorial design and eye-tracking [J], Chinese Science Bulletin, 2018, 63(31): 3204-3216.

[107] SASSON N J, TURNER-BROWN L M, HOLTZCLAW T N, et al. Children with autism demonstrate circumscribed attention during passive viewing of complex social and nonsocial picture arrays[J], Autism Res, 2008, 1(1):31-42.

[108] LIU W, LI M, YI L. Identifying children with autism spectrum disorder based on their face processing abnormality: a machine learning framework[J]. Autism Research, 2016, 9(8):888-898.

[109] ROZGA A, MUMAW M, KING T, et al. Lack of emotion-specific facial mimicry responses among high-functioning individuals with an autism spectrum disorder[C]. 2009. Proceedings. International Meeting for Autism Research, 2009: S43-S44.

[110] SAMAD M D, DIAWARA N, BOBZIEN J L, et al. A feasibility study of autism behavioral markers in spontaneous facial, visual, and hand movement response data[J]. IEEE Transactions on Neural Systems & Rehabilitation Engineering, 2018, 26(2):353-361.

[111] JAISWAL S, VALSTAR M F, GILLOTT A, et al. Automatic detection of ADHD and ASD from expressive behaviour in RGBD data[C]. 2017. Proceedings. IEEE International Conference on Automatic Face & Gesture Recognition. IEEE, 2017:762-769.

[112] 陈靓影, 王广帅, 张坤. 为提高孤独症儿童社会互动能力的人机交互学习活动设计与实现 [J]. 电化教育研究, 2017(05):108-113.

[113] 林云强, 刘宝根, 陈冠杏. 面孔方向对自闭症儿童表情视觉搜索影响的眼动研究 [J]. 中国特殊教育, 2014(05):14-27.

[114] JAQUES N, TAYLOR S, AZARIA A,et al. Predicting students' happiness

from physiology, phone, mobility, and behavioral data[C]. 2015. Proceedings. International Conference on Affective Computing and Intelligent Interaction, 2015: 222-228.

[115] 吕长勇. 基于语音与人脸表情信息的情感识别算法研究 [D]. 上海：华东理工大学，2013.

[116] 周红标. 融合语音和脉搏的多模态情感识别研究 [J]. 微电子学与计算机，2015(6):5-9.

[117] 闫静杰，郑文明，辛明海，等. 表情和姿态的双模态情感识别 [J]. 中国图象图形学报，2013,18（9）：1101-1106.

[118] HUANG C W, WU D. Cascaded projection of Gaussian mixture model for emotion recognition in speech and ECG signals[J]. Journal of Southeast University (English Edition), 2015, 31(3):320-326.

[119] DRIMALLA H, LANDWEHR N, BASKOW I, et al. Detecting autism by analyzing a simulated social interaction[C]// 2018. Proceedings. Joint European Conference on Machine Learning and Knowledge Discovery in Databases, 2018:193-208.

[120] LANG P J. Emotion and motivation: attention, perception, and action[J]. Journal of Sport and Exercise Psychology, 2000(22): S122-S140.

[121] DIMBERG U, THUNBERG M, ELMEHED K. Unconscious facial reactions to emotional facial expressions[J]. Scandinavian Journal of Psychology, 2000, 11(1):86-89.

[122] LEVENSON R W. Emotion and the autonomic nervous system: a prospectus for research on autonomic specificity[J].Social Psychophysiology and （Emotion）: Theory and Clinical Applications, 1988:17-42.

[123] 吴光华，刘光远，龙正吉. 免疫机制对皮肤电信号情感特征选择的影响 [J]. 计算机应用研究，2010, 27(12):4558-4560.

[124] 周钰婷，刘光远，赖祥伟. 模拟退火免疫粒子群算法在皮肤电信号情感识别中的应用 [J]. 计算机应用，2011, 31(10):2814-2817.

[125] 陈光华. 自闭症谱系儿童模仿能力系列研究 [D].上海：华东师范大学，2009.

[126] 王广帅, 陈靓影, 张坤. 基于多重因素混合设计和眼动追踪的自闭症谱系障碍儿童情绪面孔识别 [J]. 科学通报, 2018, 63(31):3204-3216.

[127] DECETY J, CHAMINADE T, GRÃZES J, et al. A PET exploration of the neural mechanisms involved in reciprocal imitation[J]. Neuroimage, 2002, 15(1):265-272.

[128] DE-WAAL F B. Putting the altruism back into altruism: the evolution of empathy[J]. Annual Review of Psychology, 2008, 59(1):279-300.

[129] FAN Y, HAN S. Temporal dynamic of neural mechanisms involved in empathy for pain: an event-related brain potential study[J]. Neuropsychologia, 2008, 46(1):160-173.

[130] MINSHEW N J, GOLDSTEIN G, SIGEL D J. Neuropsychologic functioning in autism: profile of a complex information processing disorder[J]. Journal of the International Neuropsychological Society, 1997, 3(4): 303-316.

[131] MINSHEW N J, GOLDSTEIN G. Autism as a disorder of complex information processing[J]. Developmental Disabilities Research Reviews, 2015, 4(2):129-136.

[132] FRITH U, FRANCESCA HAPPÉ. Autism: beyond "theory of mind"[J]. Cognition, 1994, 50(1-3):0-132.

[133] ZUNINO A, MORERIO P, CAVALLO A, et al. Video gesture analysis for autism spectrum disorder detection[C]// 2018. Proceedings. 24th International Conference on Pattern Recognition (ICPR), 2018: 3421-3426.

[134] JIANG M, FRANCIS S M, SRISHYLA D, et al. Classifying individuals with asd through facial emotion recognition and eye-tracking[C]// 2019. Proceedings. IEEE Engineering in Medicine and Biology Society, 2019:6063-6068.

[135] DDTRAYNOR J M, GOUGH A, DUKU E, et al. Eye tracking effort expenditure and autonomic arousal to social and circumscribed interest stimuli in autism spectrum disorder[J]. Journal of autism and developmental disorders, 2019, 49(5): 1988-2002.

[136] MANFREDONIA J, BANGERTER A, MANYAKOV N V, et al. Automatic recognition of posed facial expression of emotion in individuals with autism spectrum disorder[J]. Journal of Autism and Developmental Disorders, 2019, 49(1):279−293.

[137] MORRISON K E, PINKHAM A E, KELSVEN S, et al. Psychometric evaluation of social cognitive measures for adults with autism[J]. Autism research: official journal of the International Society for Autism Research, 2019, 12(5): 766−778.

[138] GREENE D J, COLICH N, IACOBONI M, et al. Atypical neural networks for social orienting in autism spectrum disorders[J]. Neuroimage, 2011, 56(1): 354−362.

[139] ASHWIN C, HIETANEN J K, BARON−COHEN S. Atypical integration of social cues for orienting to gaze direction in adults with autism[J]. Mol Autism, 2015, 6(1): 5−14.

[140] ZHAO S, UONO S, YOSHIMURA S, et al. Atypical gaze cueing pattern in a complex environment in individuals with ASD[J]. J Autism Dev Disord, 2017, 47(7): 1978−1986.

[141] CHITATEGMARK M. Social attention in ASD: a review and meta−analysis of eye−tracking studies[J]. Research in Developmental Disorders, 2016, 3(3):209−223.

[142] SASSON N J, ELISON J T, TURNER−BROWN L M, et al. Brief report: circumscribed attention in young children with autism[J]. Journal of Autism & Developmental Disorders, 2011, 41(2):242−247.

[143] YI L, FENG C, QUINN P C, et al. Do individuals with and without autism spectrum disorder scan faces differently? A new multi−method look at an existing controversy[J]. Autism Research, 2014, 7(1):72−83.

[144] AL−SHABI M, CHEAH W P, CONNIE T. Facial expression recognition using a hybrid CNN−SIFT aggregator[C]// 2017. Proceedings. Multi-disciplinary Trends in Artificial Intelligence, 11th International Workshop, 2017: 49−139.

[145] KIM B K, ROH J, DONG S Y, et al. Hierarchical committee of deep

convolutional neural networks for robust facial expression recognition[J]. Journal on Multimodal User Interfaces, 2016, 10(2): 173−189.

[146] 余景丽，胡恩良，张涛. 一种新的 L1 度量 Fisher 线性判别分析研究 [J]. 计算机工程与应用，2018, 54(4):128−134.

[147] 甘胜江，白艳宇，孙连海，等. 融合改进 K 近邻和随机森林的机器学习方法 [J]. 计算机工程与设计，2017, 38(8):2251−2255.

[148] VAPNIK V, IZMAILOV R. Knowledge transfer in SVM and neural networks[J]. Annals of Mathematics & Artificial Intelligence, 2017, 81(1−2):3−19.

[149] TREVISAN D A, HOSKYN M, BIRMINGHAM E. Facial expression production in autism: a meta−analysis[J]. Autism Research, 2018, 11(12): 1586−1601.

[150] PORIA S, CAMBRIA E, BAJPAI R, et al. A review of affective computing: from unimodal analysis to multimodal fusion[J]. Information Fusion, 2017, 37(1):98−125.

[151] XU H, CHUA T S. Fusion of AV features and external information sources for event detection in team sports video[J]. ACM Transactions on Multimedia Computing Communications and Applications, 2006, 2(1):44−67.

[152] S K,D' MELLO , J KORY , A review and meta−analysis of multimodal affect detection systems[J], ACM Comput. Surv. 2015,47 (3):43−79.

[153] PORIA S, CAMBRIA E, HUSSAIN A, et al. Towards an intelligent framework for multimodal affective data analysis[J], Neural Network, 2015(63):104−116.

[154] BOULICAUT J F, ESPOSITO F, GIANNOTTI F, et al. Improving random forests[C]// 2004. Proceedings. ECML 2004, 15th European Conference on Machine Learning, 2004:359−370.

[155] PANINSKI, LIAM. Estimation of entropy and mutual information[J]. Neural Computation, 2014, 15(6):1191−1253.

[156] CICCHETTI, DOMENIC V. Guidelines, criteria, and rules of thumb for

evaluating normed and standardized assessment instruments in Psychology[J]. Psychological Assessment, 1994, 6(4):284-290.

[157] COHEN J. A coefficient of agreement for nominal scales[J]. Educational and Psychological Measurement, 1960, 20 (1): 37-46.

[158] ZHONG S S, LI X, ZHANG Y J. Fault diagnosis of civil aero-engine driven by unbalanced samples based on dbn[J]. Journal of Aerospace Power, 2019, 34(3): 708-716.

[159] YI H, SONG X F, JIANG B, et al. Fault diagnosis based on self-tuning support vector machine in sample unbalance condition[J]. Transactions of Beijing Institute of Technology, 2013, 33(4): 394-398.

[160] HALIM A, FORD G, ERIC G, et al. Machine learning approach for early detection of autism by combining questionnaire and home video identification[J]. Journal of the American Medical Informatics Association, 2018, 25(8):1000-1007.

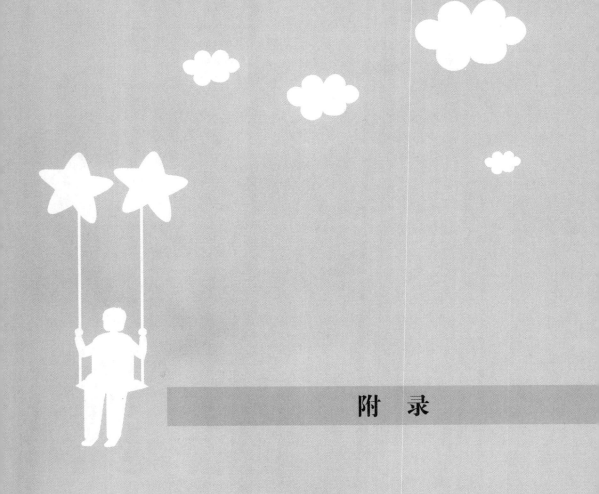

附　录

自闭症行为评定量表（ABC 量表）

患儿姓名：_____性别：_____年龄：_____

填报表人：_____与患儿关系：_____

（注：填报人指患儿父母或与患儿共同生活达两周以上的人）

　本量表共列出患儿的感觉、行为、情绪、语言等方面异常表现的 57 个项目，请在每项做"是"与"否"的判断，判断"是"就在每项标示的分数打"√"符号，判断"否"不打号，不要漏掉任何一项。[注：感觉能力（S）、交往能力（R）、运动能力（B）、语言能力（L）和自我照顾能力（S）]。

项　目	评分				
	S	R	B	L	S
1．喜欢长时间的自身旋转			4		
2．学会做一件简单的事，但是很快就"忘记"					2
3．经常没有接触环境或进行交往的要求	4				
4．往往不能接受简单的指令（如坐下、来这儿等）				1	
5．不会玩玩具等（如没完没了地转动或乱扔、揉等）			2		
6．视觉辨别能力差（如对一种物体的特征——大小、颜色或位置等的辨别能力差）	2				
7．无交往性微笑（无社交性微笑，即不会与人点头、招呼、微笑）		2			
8．代词运用的颠倒或混乱（如反"你"说成"我"等）				3	
9．长时间地总拿着某件东西			3		
10．似乎不在听人说话，以致怀疑他 / 她有听力问题	3				
11．说话无抑扬顿挫、无节奏				4	

续　表

项　目	评分				
	S	R	B	L	S
12．长时间地摇摆身体			4		
13．要去拿什么东西，但又不是身体所能达到的地方（即对自身与物体距离估计不足）		2			
14．对环境和日常生活规律的改变产生强烈反应					3
15．当他和其他人在一起时，对呼唤他的名字无反应				2	
16．经常做出前冲、脚尖行走、手指轻掐轻弹等动作			4		
17．对其他人的面部表情或情感没有反应		3			
18．说话时很少用"是"或"我"等词				2	
19．有某一方面的特殊能力，似乎与智力低不相符合					4
20．不能执行简单的含有介词的指令（如把球放在盒子上或把球放在盒子里）				1	
21．有时对很大的声音不产生吃惊的反应（可能让人想到儿童听力障碍者）	3				
22．经常拍打手			4		
23．发大脾气或经常发脾气					3
24．主动回避与别人进行目光接触		4			
25．拒绝别人接触或拥抱		4			
26．有时对很痛苦的刺激（如摔伤、割破或注射）不起反应	3				
27．身体表现很僵硬，很难抱住（如打挺）		3			
28．当抱着他时，感到他肌肉松弛（即他不紧贴着抱他的人）		2			
29．以姿势、手势表示所渴望得到的东西（而不倾向用语言表示）				2	
30．常用脚尖走路			2		
31．用咬人、撞人、踢人等来伤害他人					2
32．不断地重复短句				3	

项　目	评分				
	S	R	B	L	S
33. 游戏时不模仿其他儿童		3			
34. 当强光直接照射眼睛时常常不眨眼	1				
35. 以撞头、咬手等行为来自伤			2		
36. 想要什么东西不能等待（一想要什么就马上要得到什么）					2
37. 不能指出 5 个以上物体的名称				1	
38. 不能发展任何友谊（不会和小朋友交朋友）		4			
39. 有许多声音的时候常常盖着耳朵	4				
40. 经常旋转碰撞物体			4		
41. 在训练大小便方面有困难（不会控制住小便）					1
42. 一天只能提出 5 个以内的要求				2	
43. 经常受到惊吓或非常焦虑、不安		3			
44. 在正常光线下斜眼、闭眼、皱眉	3				
45. 不是经常帮助的话，不会自己给自己穿衣					1
46. 一遍一遍重复一些声音或词				3	
47. 瞪着眼看人，好像要"看穿"似的		4			
48. 重复别人的问话和回答				4	
49. 经常不能意识所处的环境，并且可能对危险情况不在意					2
50. 特别喜欢摆弄并着迷于单调的东西或游戏、活动等（如来回地走或跑，没完没了地蹦、跳、拍敲）					4
51. 对周围的东西喜欢触摸、嗅和／或尝			3		
52. 对生人常无视觉反应（对来人不看）	3				
53. 纠缠在一些复杂的仪式行为上，就像缠在魔圈子内（如走路一定要走一定的路线，饭前或睡前或干什么以前一定要把什么东西摆在什么地方或做什么动作，否则就不睡，不吃等）			4		

共情视角下融合多模态数据的自闭症谱系障碍儿童识别

续　表

项　目	评分				
	S	R	B	L	S
54. 经常毁坏东西（如玩具、家里的一切用具很快就弄破了）			2		
55. 在两岁半以前就发现该儿童发育延迟					1
56. 在日常生活中至今仅会用 15 个但又不超过 30 个短句来进行交往				3	
57. 长期凝视一个地方（呆呆地看一处）	4				
小计分数					
总分：S+R+B+L+S					

该儿童还有什么其他问题，请详述：

156

攻读博士期间科研成果

A. 已发表的论文：

[1] CHEN J Y, LIAO M Y, WANG G S, et al. An intelligent multimodal framework for identifying children with autism spectrum disorder[J]. International Journal of Applied Mathematics & Computer Science, 2020, 30（3）：435-448.（SCI 期刊）

[2] 廖梦怡, 陈靓影, 张坤, 等. 自闭症谱系障碍儿童共情过程中能力缺陷量化研究 [J]. 中国特殊教育, 2020（1）:51-59.（CSSCI 期刊）

[3] LIAO M Y, ZHANG K, LI B, et al. Feature extraction method based on gray value star-shaped projection[J]. Journal of Computers, 2020, 31（5）30-43.（EI 期刊）

[4] 廖梦怡, 陈靓影, 徐如意, 等. 灰度值星型辐射投影角点检测算法 [J]. 计算机辅助设计与图形学学报, 2018, 30（11）:2141-2149.（EI 期刊）

[5] LUO Z Z, CHEN J Y, WANG G S, Liao M Y. A three-dimensional model of student interest during learning using multimodal fusion with natural sensing technology[J]. Interactive Learning Environments, 2020（8）:1-14.（SSCI 期刊）

B. 参与的科研项目：

[1] 教育部人文社科项目"信息技术辅助的孤独症儿童早期干预方法研究"（项目编号：14YJAZH005，参与）

[2] 华中师范大学重大交叉项目"特殊儿童教育信息化研究"（项目编号 CCNU17ZDJCO4，参与）

[3] 国家自然科学基金青年项目"多源融合视角研究孤独症儿童非语言社会性注意与行为反应"（基金号：61807014，参与）

[4] 国家自然科学基金面上项目"孤独症儿童个性化智能干预与精细评

估"（项目编号：61977027，参与）

[5] 中央高校基本科研业务费资助项目"孤独症儿童学习状态的智能化分析"（项目编号：CCNU19QN039）